Gesunde Ernährung

Schriftenreihe der Dr. Rainer Wild-Stiftung

Springer

*Berlin
Heidelberg
New York
Barcelona
Budapest
Hongkong
London
Mailand
Paris
Singapur
Tokio*

V. Pudel · M. J. Müller (Hrsg.)

Leitfaden
der Ernährungsmedizin

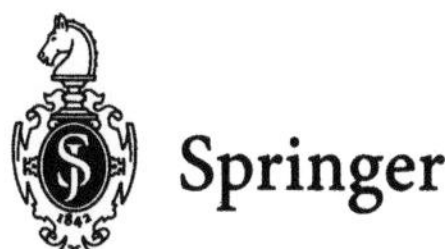

Springer

Prof. Dr. Volker Pudel
Ernährungspsychologische Forschungsstelle
Georg-August-Universität Göttingen
Von-Siebold-Straße 5
D-37075 Göttingen

Prof. Dr. Manfred J. Müller
Inst. für Humanernährung und Lebensmittelkunde
Düsternbrooker Weg 17
D-24105 Kiel

ISBN-13:978-3-642-80339-0

Die Deutsche Bibliothek - CIP-Einheitsaufnahme
Leitfaden der Ernährungsmedizin/Hrsg.: Volker Pudel; Manfred J.Müller.
Mit Beitr. von K. Becker...-Berlin; Heidelberg; New York; Barcelona; Budapest;
Honkong; London; Mailand; Paris; Singapur; Tokio: Springer 1998
  (Gesunde Ernährung)
  ISBN-13:978-3-642-80339-0   e-ISBN-13:978-3-642-80338-3
  DOI: 10.1007/978-3-642-80338-3

Die Wiedergabe von Gebrauchsnamen, Handelsnamen, Warenbezeichnungen usw. in diesem Buch berechtigt auch ohne besondere Kennzeichnung nicht zu der Annahme, daß solche Namen im Sinne der Warenzeichen- und Markenschutz-Gesetzgebung als frei zu betrachten wären und daher von jedermann benutzt werden dürften.

Sollte in diesem Werk direkt oder indirekt auf Gesetze, Vorschriften oder Richtlinien (z.B. DIN, VDI, VDE) Bezug genommen oder aus ihnen zitiert worden sein, so kann der Verlag keine Gewähr für die Richtigkeit oder Aktualität übernehmen. Es empfiehlt sich, gegebenenfalls für die eigenen Arbeiten die vollständigen Vorschriften oder Richtlinien in der jeweils gültigen Fassung hinzuzuziehen.

Layout und Datenkonvertierung: Renate Albers
Umschlaggestaltung: Struve & Partner, Heidelberg

SPIN: 10136471   52/3020 - 5 4 3 2 1 0 - Gedruckt auf säurefreien Papier

Vorwort

Die Entwicklung des typischen Krankheitsspektrums in den westlichen Industrienationen weist dem Ernährungsverhalten der Bevölkerung einen entscheidenden Stellenwert zu. Ernährungsmedizin und Ernährungsberatung müssen in der ärztlichen Praxis endlich ihren angemessenen Platz haben, um die Chancen der Gesunderhaltung, aber auch die Möglichkeiten einer Behandlung mit ernährungsmedizinischen Maßnahmen vor einer medikamentösen Intervention zu nutzen. Oft aber sind diese konkreten Maßnahmen nicht abrufbar, und es ist nicht genau bekannt, wie die richtige ernährungsmedizinische Intervention aussehen könnte. So wird auf Medikamente zurückgegriffen, die nur symptomorientiert ansetzen, ohne daß eine effektive Therapie der zugrunde liegenden Ursachen überhaupt versucht wird. Der Einsatz von Medikamenten bei der Hypertonie, Hyperlipidämie und beim Diabetes Typ 2 ist ein paradigmatisches Beispiel, wenn die Grundlage des metabolischen Syndroms, die Adipositas, unbehandelt bleibt.

Darum haben die Niedersächsischen Ministerien für Soziales sowie für Ernährung, Landwirtschaft und Forsten zusammen mit der Sektion Niedersachsen der Deutschen Gesellschaft für Ernährung dieses Handbuch konzipiert. Knappe und schlüssige Handlungsanweisungen stehen im Vordergrund. Auf theoretische, physiologische und biochemische Hintergrundinformation, wie sie in Lehrbüchern zu finden ist, wurde dabei bewußt weitgehend verzichtet. Der Schwerpunkt liegt dagegen auf der Darstellung diätetischer Maßnahmen für häufige ernährungsabhängige Erkrankungen. Auch häufig gestellte Patientenfragen werden beantwortet. Denn dieses Handbuch soll auf viele Fragen, die Ärzte und Ärztinnen haben oder die von Patienten gestellt werden, rasche und praktikable Antworten geben.

Bei allen ernährungsmedizinischen Überlegungen stehen die Patienten mit ihrem Ernährungsverhalten im Vordergrund. Vermittelt man ihnen lediglich die Funktionszusammenhänge und die wissenschaftlichen Erkenntnisse, wird es nicht gelingen, ihr Ernährungsverhalten zu verändern. So sollte sich die Praxis der Ernährungsmedizin auf einer patientenzentrierten Kommunikation gründen, in der konkrete Maßnahmen, die der Patient in seinem Umfeld tatsächlich realisieren kann, den Gesprächsgegenstand ausmachen. Gleichwohl muß der ärztliche Berater über ernährungswissenschaftliche Fakten informiert sein, die ihm die Kompetenz vermitteln, die praktischen Hinweise an ernährungsmedizinischen Erkenntnissen und Überlegungenauszurichten. Dieses Buch versucht daher, die schwierige Aufgabe zu lösen, einerseits die wesentlichen fachlichen Basisinhalte darzulegen und andererseits gleichzeitig den Praxisbezug herzustellen.

Der Patient empfindet sich zu Recht als Individuum. Mit statistisch abgesicherten Erkenntnissen aus epidemiologischen Studien kann ihm wenig Einsicht vermittelt werden, da Alltagserfahrung geradezu im Gegensatz zum wissenschaftlichen Vorgehen auf dem Einzelfall aufbaut und Überzeugungen wachsen läßt. Die Kunst der Beratung besteht darin, auf wissenschaftlich gesichertem Hintergrund in eine Kommunikation mit dem Patienten zu treten, die seinen persönlichen Erfahrungs- und Erlebnishorizont berücksichtigt. Die Ernährungsmedizin liefert rationale Verhaltenshinweise, doch das Patientenverhalten ist größtenteils emotional orientiert.

Das Buch möchte helfen, hier eine Brücke zu bauen, um den Chancen, welche die Ernährungsmedizin bietet, nicht nur beim Arzt, sondern gerade auch beim Patienten zum Durchbruch zu verhelfen.

Die Auswahl der Themen ist dadurch vorgegeben. Auf eine ausführliche Darstellung der klinischen Diätetik, der sich bereits andere Bücher widmen, wurde ebenso verzichtet wie auf eine Darstellung der historisch-gesellschaftlichen Prägung des menschlichen Eßverhaltens. Herausgeber und Autoren wünschen sich, daß die Leserinnen und Leser dieses Handbuch mehr als Nachschlagewerk nutzen und dort Antworten auf konkrete Fragen finden. Sicher werden nicht alle denkbaren Fragen berücksichtigt. Lassen Sie, liebe Leserin und lieber Leser, uns dies wissen, damit in einer weiteren Auflage noch gezielter auf Ihre Bedürfnisse eingegangen werden kann.

Um den Lesefluß nicht zu behindern, haben wir im Text die Begriffe »Arzt« und »Patient« stellvertretend für die exakte Benennung »Arzt/Ärztin« und »Patient/in« benutzt. Wir hoffen auf Ihr Einverständnis.

Die Herausgeber und Autoren/Autorinnen danken den genannten Ministerien für ihre Unterstützung. Insbesondere aber sind sie der Dr. Rainer Wild-Stiftung zu großem Dank verpflichtet, die dieses Handbuch als ersten Band ihrer Schriftenreihe beim Springer Verlag herausgibt. Frau Kuni Becker hat die Redaktion übernommen, Burkhard Barthel und Dr. Thomas Ellrott haben sich um die Überarbeitung sehr bemüht. Die zwar mühselige, dafür aber sehr kompetente Schlußredaktion erfolgte durch Gesa Schönberger und Dr. Uwe Spiekermann von der Dr. Rainer Wild-Stiftung. Ihnen allen sei für ihren Einsatz herzlich gedankt.

Schließlich bedanken sich die Herausgeber bei allen Autoren und Autorinnen, die in der sehr langen Phase immer wieder die Manuskripte bearbeitet und den Mut nicht verloren haben, so daß dieses Handbuch endlich erscheint. Ein ganz besonderer Dank gilt Herrn Prof. Dr. Rainer Wild.

V. Pudel, Göttingen
M. J. Müller, Kiel

Vorwort des Herausgebers

Die Rainer Wild-Stiftung möchte als Herausgeber dieser Schriftenreihe mit diesem Vorwort die Gelegenheit nutzen, den Leser zunächst mit der von ihr neu geschaffenen Buchserie und ihren Absichten und Ideen bekannt zu machen. Informationen zur Organisationsstruktur, zum Stiftungsgedanken und Stiftungsthema sowie über Ziele und Aufgaben der Stiftung lassen dem zweiten Teil dieses Vorwortes entnehmen, während das Vorwort der Herausgeber, Professor Pudel und Professor Müller, die Schwerpunkte des hier vorliegenden Bandes zusammenfaßt.

Die Schriftenreihe

Essen und Trinken sind nicht delegierbare Tätigkeiten. Sie begleiten jeden Menschen vom ersten bis zum letzten Lebenstag und gehen daher jeden an. Gerade in modernen Industriegesellschaften mit einem stark wachsenden Gesundheitsbewußtsein treten Fragen einer ausgewogenen und gesunden Ernährung heute mehr denn je in den Blickpunkt einer breiten Öffentlichkeit. Man achtet mehr auf seine Gesundheit und versucht, durch eine vernünftige Ernährung und gesunde Lebensweise der Entstehung von Krankheiten vorzubeugen. Die Dr. Rainer Wild-Stiftung hat sich aus diesem Grunde entschieden, eine neue wissenschaftliche Schriftenreihe zum Thema „Gesunde Ernährung" herauszugeben und ein Forum zu schaffen, in dem nicht nur die Ergebnisse eigener Projektarbeit veröffentlicht, sondern auch weitere Beiträge zu zentralen und aktuellen Themen der Ernährung dargestellt werden, die den von der Stiftung verfolgten Zielen förderlich sind.
Es ist ein besonderes Anliegen der Dr. Rainer Wild-Stiftung als Mittler zwischen Wissenschaft, Industrie und Gesellschaft im Rahmen dieser Schriftenreihe spezifische Themen aufzugreifen und für die allgemeine Diskussion zugänglich zu machen. In unregelmäßiger Abfolge werden pro Jahr etwa 2–3 Bände erscheinen, die sich mit Fragen der Ernährungswissenschaft, der Lebensmitteltechnologie, der Ernährungsmedizin etc. befassen werden. Es soll aber auch Raum bleiben für Themen, die neben dem rein naturwissenschaftlich ausgerichteten Forschungsansatz gleichermaßen die vielfältigen geistes-, sozial- und kulturwissenschaftlichen Aspekte der Ernährungsforschung und Eßkultur berücksichtigen sowie deren Zusammenhänge miteinbeziehen.

Die Dr. Rainer Wild-Stiftung dankt dem Springer-Verlag, daß mit der vorliegenden Schriftenreihe ihr Engagement für eine gesunde Ernährung in die Öffentlichkeit getragen werden kann und somit einen lebendigen, aber auch notwendigen Dialog zwischen Autoren, Herausgeber und Fach- sowie Laienpublikum ermöglicht und fördert.

Der Herausgeber – Die Dr. Rainer Wild-Stiftung

Aufbau und Organisation

Die Dr. Rainer Wild-Stiftung wurde Mitte 1991 zunächst als nicht rechtsfähige Stiftung gegründet. 1993 erfolgte durch Genehmigung des zuständigen Regierungspräsidiums in Karlsruhe die Umwandlung in eine rechtsfähige öffentliche Stiftung des bürgerlichen Rechts mit Sitz in Heidelberg.

Als unabhängige selbständige Institution verfolgt die Rainer Wild-Stiftung ausschließlich und unmittelbar gemeinnützige Zwecke. Gemäß ihrer Satzung fördert sie international die Wissenschaft, Erziehung, Aus- und Berufsbildung sowie kulturelle Aktivitäten im Bereich der gesunden Ernährung des Menschen.

Die satzungsmäßigen Organe der Stiftung sind Vorstand, Kuratorium, Geschäftsführung und Wissenschaftliche Leitung.

Stiftungsgedanke und Stiftungsthema

Bevor nun näher auf die Ziele und Aufgaben der Stiftung eingegangen werden soll, möchten wir zunächst in einem kurzen Abriß zu Stiftungsgedanken und Stiftungsthema das besondere Anliegen der Dr. Rainer Wild-Stiftung vorstellen. Einer der Beweggründe, die den Stifter, Prof. Dr. Rainer Wild, zum gemeinnützigen Engagement für die Gesellschaft veranlaßten, war folgender Grundgedanke: Die heutige Gesellschaft der industrialisierten Welt bedarf in besonders starkem Maße des gestalterischen, fördernden Beitrags ihrer Bürger. Die Einrichtung einer gemeinnützigen Stiftung und die damit verbundene gesellschaftspolitische Aufgabe ist nach dem politischen Verständnis des Stifters Ausdruck einer aktiven Demokratie, um beispielhaft die Bedeutung von Privatinitiativen in unserer Zeit zu bestätigen.

Ausschlaggebend für die Beschäftigung mit gesunder Ernährung war jedoch die über diesen Grundgedanken hinausgehende Überlegung, daß unsere westliche Gesellschaft zwar nicht mehr durch Mangelsituationen charakterisiert ist, wohl aber in den Industrienationen am unausgewogenen Ernährungsverhalten des einzelnen krankt und daß der allgemeine Wohlstand auch seine gefährliche Kehrseite zeigt. Zahlreiche moderne Zivilisationskrankheiten, wie Herz-Kreislauf-Erkrankungen und manche Krebsarten sind zumindest teilweise durch die Ernährung bedingt. Mittlerweile ist wissenschaftlich nachgewiesen, daß eine ausgewogene, gesunde Ernährung von Kindheit an einen wichtigen Beitrag zur Gesunderhaltung des einzelnen leisten kann.

Gesundheit ist nach dem Verständnis der Stiftung jedoch mehr als lediglich die Abwesenheit von Krankheit, sondern sie meint die physische und geistige Integrität des individuellen Organismus und wird als ein multidimensionales Phänomen mit voneinander abhängigen physischen, psychischen und sozialen Aspekten verstanden.

Das Bewußtsein, daß alle Bereiche des Lebens in ständiger Wechselwirkung stehen, ist in der heutigen technologischen Zivilisation jedoch weitgehend verlorengegangen. Die stark naturwissenschaftlich geprägte Anschauung westlicher Gesellschaften einschließlich der medizinischen Forschung betrachtet den menschlichen Körper als Maschine, die nach einer linearen Kette von Ursache und Wirkung funktioniert und die aus der Sicht ihrer Einzelteile analysiert werden müsse. Als Ausdruck dieses methodischen Reduktionismus treten Diagnose und Analyse in den Vordergrund, und Krankheit gilt als Fehlfunktion eines biologischen Mechanismus.

Ganz anders sieht die asiatische, insbesondere die chinesische Lehre, heute aber auch zunehmend die westliche Medizin das Gesundheitsverständnis. Diesem Gesundheitsverständnis liegen systemtheoretische Ansätze zugrunde. Hierin wird das Menschenbild sehr viel differenzierter und dadurch letztlich ganzheitlicher gesehen. Eine solche Betrachtungsweise sieht den Menschen als „Treffpunkt" dreier Einflußgrößen, die in sich geschlossene, jedoch miteinander gekoppelte Systeme bilden, dem biologischen – dem Körper –, dem psychischen – dem Bewußtsein – und dem sozialen – der Kommunikation. Nach dem herkömmlichen Verständnis, dem Zusammenspiel von Körper, Geist und Seele.

Dieses moderne ganzheitliche Modell betrachtet jeden lebenden Organismus, sei es ein Einzeller, die einzelne Zelle, das Lebewesen oder Gruppen davon als Systeme, die alle in ständiger Wechselwirkung mit ihrer Umwelt stehen, etwa im Austausch von Energie und Materie, die sie zu ihrer ständigen Selbsterneuerung brauchen. Aufgrund dieser Offenheit befinden sich lebende Systeme nie in einem Zustand stabilen Gleichgewichts, sondern in einem Schwingungszustand mit großer Flexibilität, wodurch sie in der Lage sind, sich innerhalb bestimmter Toleranzgrenzen einer veränderten Umwelt anzupassen.

Gesunde Ernährung

Doch was versteht nun die Dr. Rainer Wild-Stiftung unter dem Begriff „gesunde Ernährung"? Zur Beantwortung dieser Frage möchten wir uns zunächst

(DGE) berufen. Die dort aufgeführten Probleme der falschen Ernährung in der Bundesrepublik Deutschland lassen sich folgendermaßen zusammenfassen: *Wir essen zu viel, zu fett, zu salzig, zu ballaststoffarm und zu süß.* Verbunden mit einem allgemeinen Bewegungsmangel resultieren daraus die vielfältigen ernährungsabhängigen Krankheiten, deren medizinische Behandlung nach einer Studie Mitte der 90er Jahre auf über 100 Milliarden DM jährliche Kosten veranschlagt werden.

Die DGE hat deshalb Regeln für eine vollwertige Ernährung aufgestellt, die helfen sollen, Wohlbefinden und Leistungsfähigkeit bis ins hohe Alter zu gewährleisten. Diese Ernährungsempfehlungen basieren auf den neuesten naturwissenschaftlichen Erkenntnissen, enthalten keine Verbote und schreiben kein grammweises Abwiegen von Lebensmitteln vor. Diese einfachen Regeln verdeutlichen, warum es vorteilhaft für den Menschen ist, bestimmte Lebensmittel häufiger zu essen und bei anderen Zurückhaltung zu üben und somit im täglichen Alltag eine gesunde Ernährungsweise zu praktizieren. Die Dr. Rainer Wild-Stiftung schließt sich diesen Empfehlungen an und orientiert sich ebenfalls an dieser Analyse der Ernährungssituation in Deutschland und der aktuellen Ernährungsprobleme.

Trotz der geschilderten Bemühungen ist die Zahl der ernährungsabhängigen Krankheiten seit Jahren unverändert hoch und es ist bisher mit den herkömmlichen Methoden der Ernährungswissenschaft und -beratung, die sich vornehmlich auf Informationen zur richtigen Nahrungszusammensetzung beschränken, nur unzureichend gelungen, breite Bevölkerungsschichten zu einer Änderung traditioneller Eßgewohnheiten zu motivieren.

Die Stiftung ist darum der Meinung, daß die Ernährung, oder besser gesagt Essen und Trinken, in einen ganzheitlichen Zusammenhang gestellt werden muß, eine interdisziplinäre Aufgabe, bei der medizinische, biologische und kommunikative Aspekte eine gleichrangige Rolle spielen.

Aufgrund der oben angesprochenen ganzheitlichen Anschauung der Ernährungsproblematik ist der Begriff der gesunden Ernährung nun sehr viel weiter und umfassender zu spannen, als es bislang mit unserem herkömmlichen linearen Wissenschaftsverständnis geschah. Das Zählen von Kilokalorien, Vitaminen oder Mineralstoffen, die reine Empfehlung von Diätplänen oder das Verbot bestimmter Lebensmittel kann allein nicht mehr genügen, denn diese Betrachtungsweise bezieht sich lediglich auf den Körper. Nach dem bereits skizzierten ganzheitlichen Ansatz stehen jedoch Bewußtsein und Kommunikation in enger Beziehung zum Körper und leisten einen wesentlichen Beitrag zu Gesundheit und dem Wohlbefinden des Menschen. Nicht nur was wir essen ist allein gesundheitsrelevant, sondern auch wie, wo, mit wem und warum wir essen. Gesunde Ernährung bedeutet somit nicht nur die wissenschaftlich erklärte Aufnahme ernährungsphysiologisch wichtiger Stoffe, sondern schließt Geschmack, Genießen, Freude, Wohlbefinden und Zeit beim Essen und Trinken in harmonischer Umgebung ein. Die Präsentation des Essens, das Befinden, Kommunikation mit Familienangehörigen, mit Freunden oder Kollegen sind zu berücksichtigen; die Zeit, die der Mensch sich nimmt, wie bewußt er ißt, wie gut er kaut und vieles andere mehr. Diese Faktoren haben erheblichen Einfluß auf den Ernährungsvorgang und tragen letztendlich dazu bei, wie das Essen in seinem Körper auf- und angenommen wird.

Schließen möchten wir diese Ausführungen zum Stellenwert einer gesunden Ernährung nach Auffassung der Stiftung mit einem Wort von Immanuel Kant, der schon vor über 200 Jahren erkannt hatte, daß Essen – Lebensfreude – Gesundheit keine Begriffe innerer Widersprüche sind, als er sagte: *„Die Form des Wohlbefindens, die am besten mit dem Menschen in Einklang zu stehen scheint, ist ein gutes Essen in guter und möglichst abwechslungsreicher Gesellschaft.“*

Umsetzung des Stiftungszweckes / Ziele, Aufgaben und Fördergrundsätze
Ausgehend von diesen Erkenntnissen, ist es das erklärte Ziel der Dr. Rainer Wild-Stiftung, auf internationaler Ebene Projekte und Kooperationen zu fördern, um Synergien zu nutzen und grenzübergreifend für eine gesunde Ernährung zu arbeiten. Sie versteht sich als international operierende Stiftung und gewinnt ihr Profil zu einem guten Teil durch Kontakte, Gedankenaustausch und Zusammenarbeit mit vergleichbaren Institutionen und Fördereinrichtungen im In- und Ausland.

Wissenschaftliche Arbeiten und Forschungsvorhaben, Erziehungs- und Bildungsaufgaben sowie kulturelle Aktivitäten im Bereich gesunder Ernährung sollen initiiert und gefördert werden, um im Sinne der von der Stiftung vertretenen ganzheitlichen Betrachtungsweise einen positiven Beitrag zur verbesserten Lebensqualität und weiteren gesellschaftlichen Entwicklung zu leisten.

Zur Verwirklichung ihres in der Satzung niedergeschriebenen Anliegens ist die Dr. Rainer Wild-Stiftung im Rahmen dieser Aufgabenstellung in hohem Maße selbst gestalterisch tätig, sei es mit eigenen Projekten oder durch gezielte Auftragsvergaben und die sorgfältige Auswahl geeigneter Projektpartner. In erster Linie fördert sie solche Vorhaben, die sich durch ihren Modellcharakter und durch ihre multiplikatorische Wirkung auszeichnen.

Ein Blick auf die verschiedenen Fördergebiete und Schwerpunkte zeigt die Vielfalt der Stiftungsarbeit, aber auch die nicht minder vielfältige Liste ihrer Förderinstrumente und –maßnahmen:

Forschungsaktivitäten

Die Dr. Rainer Wild-Stiftung führt eigene Forschungsprojekte durch, vergibt Projekte zu Forschungszwecken und fördert Forschungsinstitute, die auf dem Ernährungs- und Lebensmittelsektor tätig sind. Durch die Vergabe von Stipendien an Diplomanden, Doktoranden und Postdoktoranden unterstützt sie die wissenschaftliche Arbeit und fördert den akademischen Nachwuchs. Im Bereich der naturwissenschaftlichen Forschungsaktivitäten versteht sich die Stiftung nicht zuletzt als Impulsgeber für neue Forschungsansätze, indem sie Startprojekte initiiert und bei entsprechend ausgestatteten und ausgerüsteten Forschungsstätten in Folgeprojekten fortführen läßt.

Bildungsarbeit

Einen Schwerpunkt nimmt wie bereits geschildert die Bildungsarbeit der Stiftung ein. Dabei wird die Stiftung allerdings nicht direkte Ernährungsberatung für breite Bevölkerungsschichten leisten. Vielmehr werden Ausbildungs- und Fortbildungsmaßnahmen für Multiplikatoren, d. h. Berufsgruppen wie Ärzte, Lehrer, Erzieher, Ökotrophologen, Diätassistenten entweder gefördert oder auch selbst initiiert, organisiert und durchgeführt, um damit speziellen Zielgruppen richtungsweisendes Theorie- und Praxiswissen zu erschließen, aber auch um neue Formen von Wissensvermittlung zu entwickeln und zu erproben.

Kulturelle Aktivitäten

Im Bereich der kulturellen Aktivitäten werden Themen bearbeitet, die Essen und Trinken in Beziehung zu Bewußtsein und Kommunikation setzen und unter dem Begriff „Kulturthema Essen" zusammengefaßt werden. Dieser Aspekt der Stiftungsarbeit bietet vielfältige Möglichkeiten, öffentlichkeitswirksame Projekte auf den verschiedensten Gebieten der Ernährungsforschung – angefangen bei der Kulturgeschichte des Essens über Ernährungspsychologie, Ernährungssoziologie bis hin zu Ernährungsökologie und -ökonomie – zu initiieren und durchzuführen.

Ihr besonderes Interesse an solchen interdisziplinären Forschungsprojekten beweist die Dr. Rainer Wild-Stiftung durch die begonnene Zusammenarbeit mit dem Internationalen Arbeitskreis für Kulturforschung des Essens. Naturwissenschaftliche und gesundheitsrelevante Aspekte sollen fortan die kulturwissenschaftlichen Themen des Arbeitskreises erweitern und bereichern.

Die Dr. Rainer Wild-Stiftung sieht gerade in der Bearbeitung von Themen auf dem Gebiet der Bildungsarbeit und kulturellen Aktivitäten die große Chance, in hohem Maße auf einen individuellen und gesellschaftlichen Bewußtseinswandel im Sinne eines ganzheitlichen Systems hinzuwirken und damit zu gesteigertem Wohlbefinden und verbesserter Lebensqualität beizutragen.

Dr. Rainer Wild-Preis
Für besondere Leistungen auf dem so gegliederten Gebiet der gesunden Ernährung vergibt die Stiftung jährlich den mit DM 30.000,– dotierten Dr. Rainer Wild-Preis.

Dr. Rainer Wild-Stiftung
Heidelberg

Inhaltsverzeichnis

4   **Erkrankungen durch falsche Ernährung und Ernährungs-
       risikenbei bereits bestehenden Erkrankungen**
       H. Rottka, M. J. Müller, M. -L. Kohnhorst, R. Frenz, E. Wienken . . . 29

Aufgaben und Chancen der Ernährungsmedizin aus sozialmedizinischer Perspektive

U.WALTER • T. SCHMIDT

1.1
Ernährungsabhängige Krankheiten – Morbidität und Mortalität

Neben physikalischem und chemischem Schutz (u. a. Verfügbarkeit von Wohnung und Kleidung) kommt der Ernährung die wichtigste Bedeutung für eine lange und gesunde Lebenserwartung zu. Gemeinsam haben sie den weitaus größten Anteil am Zuwachs der Lebenserwartung in den Industriestaaten im 20. Jahrhundert. Die Rolle der Behandlungsmedizin ist dagegen weit geringer.

Betrachtet man einige Daten zur Morbidität, zeigt sich:

- Lediglich ein Fünftel der 20- bis 40jährigen Männer weist keine kardiovaskulären Risikofaktoren auf.
- Ein Fünftel der Frauen über 40 Jahre und ein Drittel der Frauen über 60 Jahre entwickeln eine Osteoporose.
- 34 % der 50- bis 59jährigen Männer und 26 % der gleichaltrigen sowie 37 % der 60- bis 69jährigen Frauen leiden an Hypertonie.
- 29 % der 45- bis 55jährigen weisen eine Hypercholesterinämie auf, bei den über 55jährigen Frauen sind es über 40 %.
- Bereits 8 % der 25- bis 34jährigen haben starkes Übergewicht, bei den 50- bis 59jährigen Männern sind es 24 %, bei den Frauen 31 %.
- Bei etwa der Hälfte aller Krebserkrankungen spielen Ernährungsfaktoren eine Rolle.

Bei über 200 Krankheiten wird ein Zusammenhang mit der Ernährungsweise vermutet. Die Fehlernährung hat eine hohe epidemiologische Relevanz. Besonders betroffen sind Personen mit niedrigerem beruflichen Status, geringerem Einkommen sowie Alleinstehende.

1.2
Chancen für eine Prävention

Insgesamt sind weit mehr als die Hälfte aller vorzeitigen Todesfälle in Deutschland auf ernährungsbedingte Krankheiten zurückzuführen. Vor allem koronare Herzkrankheiten, Schlaganfall, Leberzirrhose, Diabetes mellitus Typ 2, Hypertonie und Brustkrebs gelten weitgehend als vermeidbar. Verschiedene Studien weisen auf die Möglichkeiten einer Prävention hin:

■ Eine gesunde Lebensweise mit täglichem Gemüse- und Obstverzehr (auch roh), Nichtrauchen und Verzicht auf täglichen Fleischverzehr sowie Alkoholkonsum ist mit einer Verringerung der vorzeitigen Mortalität infolge von Herzerkrankungen um gut die Hälfte verbunden. Eine deutliche Reduktion des derzeit durchschnittlichen Fettanteils von rund 40 % an der gesamten Energieaufnahme, insbesondere hinsichtlich der tierischen Fette (z. B. vorzugsweise fettarme Milchprodukte) und/oder Ersatz durch Pflanzenöle (z. B. Olivenöl), hat günstige Wirkungen auf die Prävention von arteriosklerotischen Herz-Kreislauf-Erkrankungen und von vom Fettverzehr abhängigen Krebserkrankungen.

■ Eine bevölkerungsweite ernährungsbezogene Prävention würde durch die Reduktion des systolischen und diastolischen Blutdrucks die Inzidenz von koronaren Herzkrankheiten und Schlaganfällen um etwa 15–27 % senken.

■ Die Infarkthäufigkeit könnte um 20–40 % verringert werden.

■ Vegetarier haben ein geringeres Risiko, u. a. an Adipositas, atonischer Obstipation, aber auch Hypertonie und koronaren Herzkrankheiten, Diabetes mellitus Typ 2 und Gallensteinen zu erkranken. Die Mortalität liegt bis zu 28 % niedriger als im Durchschnitt der Bevölkerung.

■ Diabetes mellitus Typ 2 ließe sich durch Ernährungsmaßnahmen um etwa 50 % reduzieren.

■ Durch täglichen Gemüse- und Obstverzehr könnte das Krebsrisiko um etwa die Hälfte gesenkt werden. Als Faustregel gilt: 5 Portionen pro Tag.

■ Auch Brust- und Darmkrebserkrankungen wären durch adäquate Verhaltensänderungen in der Bevölkerung erheblich zu verringern.

Es besteht ein großes Präventionspotential.

Neuere Untersuchungen weisen darauf hin, daß selbst im höheren Lebensalter morphologische Veränderungen der Herzkranzgefäße durch eine gesündere Ernährungs- und Lebensweise zum Stillstand gebracht oder sogar reduziert werden können.

1.3
Die Rolle des Arztes in der Ernährungsmedizin

Es bestehen mehrere Möglichkeiten, durch Ernährung auf die Gesundheit fördernd einzuwirken:

> *Veränderungen des Ernährungsverhaltens hin zu einer gesünderen Ernährungsweise sind in jedem Alter sinnvoll.*

- Erhaltung der Gesundheit durch Deckung des physiologischen Bedarfs: vollwertige Ernährung.
- Prävention bei Erkrankungsrisiken: Ernährungsumstellung.
- Behandlung einer Erkrankung: gezielte Ernährungsmaßnahmen.
- Beeinflussung des Verlaufs einer Erkrankung: Diät.

Die Möglichkeiten des Arztes liegen vor allem in der:
- Verminderung der Entstehung von Risikofaktoren,
- Aufdeckung von Risikofaktoren (Früherkennung),
- Behandlung einer (ernährungsabhängigen) Erkrankung durch gezielte Ernährungsberatung und Unterstützung bei der Ernährungsumstellung

Der Arzt ist die wichtigste professionelle Kontaktperson insbesondere für Menschen in sensiblen Lebensphasen (Kinder, Schwangere, junge Mütter, Ältere, Kranke). Ihre Stellung bietet die Chance, Personen zu erreichen, die

> *Ratschläge von Ärzten und Ärztinnen werden – richtig vorgetragen – von Patienten und Patientinnen häufiger als die anderer Gesundheitsprofessionen angenommen.*
> *Arzt und Ärztin besitzen eine Schrittmacherfunktion in der Prävention ernährungsabhängiger Krankheiten.*

durch andere Institutionen nicht angesprochen werden. Ihre Professionalität kann es ermöglichen, den Patienten durch eigene Beratung und/oder Hinweise auf weiterführende Informationen bzw. Kontaktstellen einen Anstoß zur Ernährungsumstellung zu geben. Angebote von Ernährungsfachkräften können für eine vertiefte und krankheitsbegleitende Ernährungsberatung bzw. -schulung (Ernährungskurs) einbezogen werden.

Literatur

Appel LJ, Moore TJ, Obarzanek E et al. (1997) A clinical trial of the effects of dietary patterns on blood pressure. N Engl J Med 336: 1117-1124

Block G, Patterson B, Subar A (1992) Fruit, vegetables, and cancer prevention: A review of the epidemiological evidence. Nutr Cancer 18: 1–29

Frentzel-Beyme R, Chang-Claude J (1994) Vegetarian diets and colon cancer: the German experience. Am J Clin Nutr 59 (Suppl.): 1143-1525

Hirayama T (1994) Lifestyle and mortality: The healthiest way to live. Homeostasis 35: 168–1793

Rottka H, Thefeld W (1984) Gesundheit und vegetarische Ernährungsweise. Akt Ernähr Med 9: 209–16

Schmidt T (1997) Präventive Strategien in der Ernährungsmedizin. In: Müller MJ (Hrsg) Ernährungsmedizinische Praxis. Springer, Berlin Heidelberg New York

Schwartz FW, Walter U, unter Mitarbeit von Robra BP, Schmidt T (1997) Prävention: Konzepte und Strategien. In: Schwartz FW et al. (Hrsg) Handbuch Public Health. Gesundheit und Gesundheitswesen. Urban & Schwarzenberg, München

Steinmetz KA, Potter JD (1990) Vegetables, fruit, and cancer. I. Epidemiology; II. Mechanisms. Cancer Causes Control 2: 325-357, 427–442

Thorogood M, Mann J, Appleby P, McPherson K (1994) Risk of death from cancer and ischemic heart disease in meat and non-meat eaters. B Med J 308: 1667-1671

Willet WC, Sacks F, Trichopoulou A, Drescher G, Ferro-Luzzi A, Helsing E, Trichopoulos D (1995) Mediterranean diet pyramid: a cultural model for healthy eating. Am J Clin Nutr 61 (Suppl.):1402-1406

Ernährungsberatung in der Praxis

M. KLEIN-LANGE • V. PUDEL

Die Ernährungsberatung in der ärztlichen Praxis hat durch gesundheitspolitische Entscheidungen im Jahr 1996 einen erhöhten Stellenwert erhalten, denn aufgrund der Änderung von §20 Sozialgesetzbuch V haben die Krankenkassen keine Möglichkeit mehr, eine Ernährungsberatung als präventive Leistung anzubieten und zu finanzieren. Damit ist auch die Zukunft von anderen Einrichtungen in Frage gestellt, die von interessierten und motivierten Patienten in Anspruch genommen werden können. So wird die Arztpraxis stärker als zuvor der Ort sein, an dem Ernährungsberatung nachgefragt wird.

2.1
Ernährungsberatung: Allgemeine Grundsätze

2.1.1
Ärztliche Ernährungsberatung ist Verhaltensberatung

Ärztliche Ernährungsberatung unterstützt den Lernprozeß zur Verhaltensänderung durch
- *Information* über Sinn, Ziel und Technik einer Ernährungsumstellung,
- *Motivation* zum dauerhaften Ändern des Eßverhaltens,
- *Observation* der Verhaltensänderung und Rückmeldung ihrer Folgen an den Patienten.

Rational argumentative, an Zielgrößen orientierte Verhaltensaufforderungen bleiben in der Regel wirkungslos. Sie verstärken Selbstzweifel beim Patienten und beeinträchtigen die Arzt-Patient-Beziehung durch ein fortgesetztes Erlebnis von Mißerfolgen.

Daher ist es notwendig:
- „Hilfe zur Selbsthilfe" als Ziel der Verhaltensberatung zu akzeptieren;
- Wünsche, Erfahrungen und Möglichkeiten des Patienten zu berücksichtigen
- das Sozialverhalten des Patienten in die Beratungsgespräche einzubeziehen;

wissenschaftlich fundierte Informationen und praktische Hinweise zu vermitteln;

eine patientenverständliche Sprache und Gesprächsführung zu verwenden;

individuelle Ernährungsberatung auf der Basis einer Verhaltensdiagnose durchzuführen.

Ernährungsberatung muß an den Eßbedürfnissen des Patienten orientiert sein, die es gilt, in kleinen Schritten durch Training zu ändern. Nach der Verhaltensdiagnose wird deshalb eine Zielhierarchie erstellt. Unter Einbeziehung der subjektiven Einschätzung des Patienten werden konkrete und flexible Möglichkeiten zur Verhaltenskontrolle erarbeitet. Eine Gesprächsführung nach der patientenzentrierten, nondirektiven Methode eröffnet dem Patienten die Möglichkeit, seine eigene Sicht und Erlebensweise besser zu verstehen, um Barrieren und Hemmungen bearbeiten zu können.

Eine patientenzentrierte Ernährungsberatung, die auf die individuellen Voraussetzungen abgestimmt ist, stärkt die Arzt/Patient Beziehung und kann durch dosierte und flexible Verhaltensmodifikation zu einer nachhaltigen Änderung des Eßverhaltens beitragen.

2.1.2
Ernährungsberatung ist Teamarbeit: Kooperation zwischen Arzt, Diätassistent und Ernährungsberater

Der Erfolg einer Ernährungsberatung hängt wesentlich ab von der professionellen Unterstützung der Patienten/innen bei ihrer Verhaltensänderung.

Hierzu gehört häufig, daß die Betreuung im Team aus Arzt und Ernährungsfachkraft (z.B. Diätassistentin) erfolgt und die Betreuungsschritte systematisch aufeinander abgestimmt werden.

Aufgabe der Ernährungsfachkraft ist vor allem, die individuellen Maßnahmen zum Erlangen der Beratungsziele auszuwählen und dem Patienten zu vermitteln.

Hierzu gehören:

das Erstellen des individuellen Kostplanes nach Diagnose oder ärztlicher Anordnung;

die detaillierte Patientenberatung und -schulung in Kostzusammenstellung, Nahrungsmittelauswahl und Küchentechnik;

die Schulung der Angehörigen;

die Beteiligung an der Motivationsarbeit und Therapiekontrolle (Überwachen von Patientenwissen, Nährstoffaufnahme und Ernährungszustand).

2.1.3
Verhaltensdiagnose ist Grundlage der Ernährungsberatung

In jeder Ernährungsberatung muß Bezug auf das tatsächliche Ernährungsverhalten des Patienten genommen werden. Der Ist-Zustand muß mit Hilfe einer
Verhaltensdiagnose erfaßt und analysiert werden. Erst auf dieser Grundlage
kann das individuelle Beratungsziel festgelegt werden.
Die Verhaltensdiagnose durch ein Ernährungsprotokoll ist eine wichtige Ergänzung von Anamnese, klinischer Untersuchung und (evtl.) Labordiagnostik.
Um verläßliche Verzehrsdaten zu erhalten, wird der Patient gebeten, 7 Tage
lang den Lebensmittelverbrauch in Tagesprotokollen zu dokumentieren. Die
Berechnung der Verzehrsmenge aus den erhobenen Daten erfolgt durch eine
Ernährungsfachkraft bzw. mit Hilfe von Nährwerttabellen.

2.1.4
Ernährungsumstellung ist ein Lernprozeß

Das Eßverhalten gehört mit zu den stabilsten menschlichen Verhaltensweisen. Dabei ißt ein Großteil unserer Bevölkerung anders, als er sich ernähren
sollte.
Ernährungsumstellung ist deshalb kein einmaliges Ereignis. Das Eßverhalten
kann nur im Rahmen eines Lernprozesses geändert werden, der in vier Schritten abläuft:

- Ernährungsumstellung überdenken;
- Entschluß fassen;
- Eßverhalten ändern;
- Rückfall bewältigen.

Die meisten Menschen durchlaufen mehrmals diesen Prozeß, bevor sie langfristig erfolgreich ihr Eßverhalten geändert haben.

2.2
Die vier Stufen der ärztlichen Ernährungsberatung

2.2.1
Stufe 1: Patienten auf Ernährungsumstellung ansprechen

Greifen Sie die persönlichen Erfahrungen der Patienten/innen auf und berücksichtigen diese im Beratungsgespräch. Dazu gehören z. B.:
1. Ernährungsfehler

- Fehlernährung;
- Überernährung;
- Unterernährung.

2. Manifeste ernährungsabhängige Krankheiten, z. B.:
- Koronare Herzkrankheiten, Hypertonie und Hochdruckkrankheiten;
- Erkrankungen von Leber, Galle, Pankreas und Darm, insbesondere auch Obstipation;
- Lebensmittelallergien;
- Alkoholkrankheit;
- Stoffwechselkrankheiten wie Diabetes, Fettstoffwechselstörungen, Hyperurikämie und Aminosäure- und Kohlenhydratstoffwechselstörungen (z. B. Laktoseintoleranz);
- bösartige Erkrankungen (z. B. von Bauchspeicheldrüse, Brustdrüse, Darm, Gebärmutter, Kehlkopf, Leber, Magen, Mund, Rachen, Prostata, Speiseröhre);
- Jodmangelkrankheiten;
- Osteoporose.

3. Bestimmte Zielgruppen:
- Kindergarten-, Schulkinder, Jugendliche;
- Berufstätige;
- ausländische Mitbürger und Mitbürgerinnen;
- Senioren und Seniorinnen.

4. Erhöhte Motivation:
- Frauen in der Schwangerschaft/mit geplanter Schwangerschaft;
- Eltern mit Kindern;
- Adipöse mit früheren Teilerfolgen bei der Ernährungsumstellung und mit hoher Erfolgserwartung;
- Patienten mit Ernährungsverhaltensstörung und guter Unterstützung in Familie und Bekanntenkreis;
- Patienten mit Ernährungsverhaltensstörung und hohem Leidensdruck.

Patienten, die eher reserviert sind, lassen Sie Zeit, verweisen auf evtl. ausstehende Laborwerte und verabreden einen Folgetermin.

Patienten, die sich dem Vorschlag einer Ernährungsumstellung gegenüber offen zeigen, bieten Sie eine Verhaltensdiagnose an. Händigen Sie ihnen Formulare für das 7-Tage-Protokoll aus, erklären die Protokollierung und verabreden einen Folgetermin.

2.2.2
Stufe 2: Entschluß vorbereiten

Machen Sie das Thema Essen für den Patienten durch persönliche Fragen relevant, z. B.
- Was *bedeutet* Ihnen das Essen?
- Was sind die *Risiken* des Essens für Sie?
- Was für *Vorteile* hat für Sie eine Ernährungsumstellung?

Patienten mit Ernährungsrisiko werden zur Ernährungsumstellung motiviert, wenn sie konkrete Informationen über den Zusammenhang zwischen dem Eßverhalten und *ihren Symptomen* erhalten und erfahren, welchen Nutzen sie persönlich aus der Ernährungsumstellung ziehen werden.
Der Arzt beurteilt bei ernährungsbedingten Krankheiten die individuelle therapeutische Indikation für eine Ernährungsumstellung, aber:
Sprechen Sie nicht nur von Risiken, betonen Sie auch kurzfristige, nicht medizinische Vorteile.
Motivierende Argumente/gute Gründe für gesundes Essen sind:
- *Alle:* Besseres Allgemeinbefinden. Körperliche Fitness. Besserer Schlaf. Aussehen. Langsamerer Alterungsprozeß (Wechseljahre!).
- *Teenager:* Fit im Sport. Gute Figur.
- *Schwangere:* Bessere Bedingungen für das werdende Kind und für die Geburt (Normalgewicht, Normalentwicklung).
- *Eltern:* Vorbildrolle. Verantwortung.

2.2.3
Stufe 3: Ernährungsumstellung vorbereiten

Schließlich sind mit den Patienten/innen die konkreten Umstellungsschritte zu besprechen:
- *Wann:* Die falschen Ernährungsgewohnheiten Schritt für Schritt einzustellen ist besser als eine „pauschale" Veränderung.
- *Gewohnheiten:* Orte oder Situationen vermeiden, die gewohnheitsmäßig mit „Gut essen" gekoppelt sind. Alternative Verhaltensweisen für solche Situationen suchen und vereinbaren, z. B.: Wasser trinken, Kaugummi kauen, entspannen.
- *Belohnungen:* Die „Belohnung" Essen muß ersetzt werden durch alternative Genußmöglichkeiten. Beispiele: Sport, Hobby, einen Kurs besuchen, Musik, Theater, Wohnung neu einrichten.
Zusätzlich können Belohnungen für erreichte Ziele vereinbart werden, z. B. für jeden Gesund-Essen-Tag 5 DM in die Extra-Urlaubskasse.

2.2.4
Stufe 4: Ernährungsumstellung unterstützen, Rückfälle auffangen

Für viele Patienten ist die Ernährungsumstellung an sich nicht besonders schwierig. Die Probleme entstehen in der Regel erst nachher, wenn es gilt, den vielen Verführungen zu widerstehen. Die längerfristige Unterstützung des Patienten und das Auffangen von Rückfällen sind deshalb wichtige Aufgaben des Arztes.

Erinnern Sie daran, daß Ernährungsumstellung ein Lernprozeß ist, den viele Menschen mehrmals durchlaufen. Viele Patienten fallen nach einem kurzfristigen Erfolg wieder in ihre ursprüngliche Eßgewohnheit zurück. Doch ein Rückfall ist der erste Schritt in den nächsten Lernzyklus!

Geduld, Verständnis und Ermutigung sind besonders wichtige Eigenschaften der ärztlichen Haltung. Oft hilft es, den Partner oder die Partnerin sowie Angehörige und Freunde einzubeziehen.

Bei Problemen und Rückfällen versuchen Sie, im Gespräch mit dem Patienten

- Gründe und Auslöser herauszufinden,
- Lösungen zu suchen
- die nächsten Ziele und Schritte zu vereinbaren.

Wiederholte Kontakte über 6–12 Monate erhöhen die Chance eines Langzeiterfolgs. Anzahl und Dichte der Konsultationen hängen davon ab, wie oft der Lernzyklus und die entsprechenden Beratungsstufen (vgl. Kap. 2.1.4) durchlaufen werden müssen.

Die vier „A"-Tips zum Durchhalten und zur Verhütung von Rückfällen

- Ausweichen: Versuchungssituationen voraussehen und vermeiden. Die meisten Rückfälle passieren in drei typischen Situationen: persönliche Mißstimmungen, zwischenmenschliche Spannungen, sozialer Druck zum Essen (z. B. „Arbeitsessen").
- Abhauen: Risikosituationen sollte sich der Patient entziehen.
- Ablenken: Essen durch andere Tätigkeit ersetzen: Kaugummi kauen, Wasser trinken, Entspannungsübung, Gymnastik, Spaziergang, Sport usw.
- Aufschieben: Langsames Tiefdurchatmen (5- bis 10mal) oder andere Entspannungsübungen schieben den Drang zum Essen auf und schaffen Erleichterung.

2.3
Ernährungsberatung: Verhaltenspsychologische Basis

Der Aspekt des Fehlverhaltens
Risikopatienten essen und trinken anders, als es die ihnen verordnete Ernährungszusammensetzung vorsieht. Es besteht also eine Diskrepanz zwischen den Eßbedürfnissen des Patienten und den Bedarfsparametern ihrer Stoffwechsellage. Damit ist deutlich, daß das Ziel der Ernährungsberatung in einer Modifikation von Eßbedürfnissen bestehen muß. Das folgende Schema veranschaulicht diese Zielsetzung der Ernährungsberatung:

Die Diskrepanz zwischen dem
Bedarf des Organismus
(definiert über ernährungsphysiologische Parameter)
Ziel: bedarfsgerechte Ernährung
und den
Bedürfnissen des Menschen
(definiert über ernährungspsychologische Motive)
Ziel: bedürfnisgerechtes Essen
ergibt die Indikation für die Ernährungsberatung.

Die Betrachtung als „Fehlverhalten" des Patienten ist aus ärztlicher Sicht logisch, da der Arzt das Ernährungsverhalten des Patienten primär unter gesundheitlich-medizinischem Aspekt betrachtet.

Die subjektiv optimierte Entscheidung
Aus Patientensicht ist das Gesundheitsmotiv jedoch nur ein Motiv unter vielen anderen, die die Ernährungswahl bestimmen. So hat jeder Patient eine vielgestaltige Motivationsstruktur, in der sensorische, emotionale, situative, soziale, ökonomische und gesundheitsbezogene Bedürfnisse mit unterschiedlichem Gewicht verankert sind. Das, was ein Patient ißt, sollte deshalb als subjektiv optimierte Entscheidung, nicht aber als „Fehlverhalten" verstanden werden, um die Kommunikation zwischen Arzt und Patient nicht zu belasten.

Rolle „Arzt" – Rolle „Patient"
Arzt, Patient finden sich in der Situation der Ernährungsberatung entsprechend ihrer *Rollen*. Wenn der Arzt aufgrund seiner Rolle davon ausgeht, daß der Patient die ausschließlich gesundheitsbezogene Betrachtung der Ernährung teilt, wird die Kommunikation von vornherein mißglücken. Unter dem Druck der Argumente und der ärztlichen Sachautorität, aber auch in der *Rolle* des Patienten werden vorübergehend gesundheitsbezogene Bedürfnisse

stark aktiviert, die dann „bei Tisch" wieder zugunsten der anderen Eßbedürfnisse inaktiviert werden.

Erfolgreiche Ernährungsberatung ist *wiederholte Kommunikation* über *Essen* und *Trinken* aus Patientensicht mit Vorschlägen von Alternativen in kleinen, vom Patienten auch *tatsächlich umsetzbaren Schritten.*

2.4
Ernährungsberatung: Leitsätze

Die durch eine Veränderung des Ernährungsverhaltens anzustrebenden Ziele werden daraufhin bewertet, welchen *Verhaltensaufwand* sie für den Patienten bedeuten. Dazu muß konkret genannt werden, mit welcher Verhaltensmaßnahme ein Ziel zu erreichen ist. Es reicht nicht aus, den Patienten einstufen zu lassen, *„wie schwer es fallen würde, fettärmer zu essen"*, sondern es muß z.B. aufgrund der Verhaltensdiagnose gefragt werden, *„wie schwer es fallen würde, morgens statt Streichwurst einen fettarmen Käsebelag zu essen".*

Die verschiedenen Ziele können nach Verhaltensaufwand gepunktet oder in eine Rangfolge gebracht werden. Es muß erkennbar sein, welche Ziele vom Patienten subjektiv eher leichter und welche eher schwerer realisiert werden können (Hierarchie).

Beginnend bei jener Veränderung, die für den Patienten mit dem geringsten Verhaltensaufwand zu leisten ist, werden im gemeinsamen Dialog *konkrete Maßnahmen* geplant, mit denen man sich diesen Zielen in *kleinen Schritten* annähern kann. Dabei ist es ausschlaggebend, daß die Schrittgröße so angesetzt wird, daß ein *Verhaltenserfolg* wahrscheinlich wird. Je häufiger der Patient nämlich mit den geplanten Maßnahmen einen Erfolg erlebt, um so nachhaltiger wird sich das in kleinen Schritten geänderte Eßverhalten stabilisieren.

Wichtig dabei ist, daß die Patienten/innen *selbst beurteilen* können, ob sie die geplanten Ziele auch *erreicht* haben, damit sie sich den Erfolg auch zuschreiben können. Das ist eine der wesentlichen Grundlagen für eine bessere Verhaltenskontrolle.

Erst wenn ein Zwischenziel mittelfristig etabliert ist, kann sinnvollerweise mit der Erarbeitung der nächsten Stufe auf der Zielhierarchie begonnen werden. Damit ist deutlich, daß Ernährungsberatung ein kontinuierlicher Kommunikations- und Trainingsprozeß ist, der – je nach Diskrepanz in der primären Ist-Soll-Analyse – auch nicht in jedem Fall mit einer vollständigen Zielerreichung abgeschlossen werden kann. Eine partielle, langfristige Erreichung der Ernährungsziele sollte jedoch positiver bewertet werden als der Versuch, unter massiver Fremdkontrolle ein zu hoch gestecktes Ziel durchzusetzen, das nur kurzfristig realisiert werden kann.

2.5
Ernährungsberatung: Das Prinzip der flexiblen Kontrolle des Eßverhaltens

Eine wichtige Bedingung für die wirksame Veränderung des Eßverhaltens ist die Unterscheidung einer *rigiden* von einer *flexiblen* Kontrolle.

Rigide Kontrollmaßnahmen werden gleichermaßen von Ärzten und Patienten vorgeschlagen. Sie leuchten zunächst ein, da sie klare, konkrete Verhaltensvorschriften beinhalten. Sie folgen dem Muster:

- Ab morgen trinke ich (oder trinken Sie) keinen Alkohol mehr!
- Ab sofort verzichte ich (verzichten Sie bitte) auf Frühstückseier und Eier überhaupt!
- Grundsätzlich alles Süße meiden!
- Ich esse nie mehr (essen Sie bitte nie mehr) in Streßsituationen!

Rigide Kontrolle (vergleichbar den guten Vorsätzen) blockiert ein bestimmtes Verhalten total. Die geringste Verletzung der starren Regeln läßt das gesamte Kontrollsystem zusammenbrechen. Es kommt dann zur Gegenregulation (Nachholverhalten, Dammbruch-Phänomen).

Wichtig

Im Beratungsprozeß sollten aus diesem Grund die Patienten, die von sich aus einen Totalverzicht auf bestimmte Lebensmittel spontan vorschlagen, motiviert werden, davon abzusehen. Man sollte ihnen dagegen grundsätzlich Maßnahmen empfehlen, die flexibel gehandhabt werden können. Der professionelle Berater ist für die Mißerfolge der Patienten verantwortlich und darf daher rigide Kontrolle nicht zulassen!

Daher sind alle Maßnahmenplanungen, die das Verhalten rigide steuern, zu vermeiden und Maßnahmen, die auf eine flexible Kontrolle hinauslaufen, eindeutig zu bevorzugen.

Sind Verhaltensziele dagegen so angesetzt, daß ein gewisser Spielraum in quantitativer Hinsicht zugelassen ist, so kann es jenen qualitativen Punkt, der einen Verstoß dagegen kennzeichnet, nicht geben. Die Vereinbarung, z. B. in der kommenden Woche mit einer Tafel Schokolade als Mittel im Kampf gegen den Süßhunger auszukommen, ist eine eher flexible Maßnahme, die mit viel höherer Wahrscheinlichkeit durchgehalten werden kann als der Vorsatz, in den nächsten acht Tagen auf Schokolade völlig zu verzichten. Bei einem solch strengen Ziel kann der Verzehr auch nur eines einzigen Stückchens (was für die Ernährungssituation ohne Bedeutung ist) die Gegenregulation auslösen und zu einem dann unkontrollierten Essen großer Schokoladenmengen führen (Dammbruch-Phänomen).

Flexible Kontrolle schränkt den Verhaltensspielraum nicht grundsätzlich ein, sondern trainiert einen dosisbezogenen Umgang mit Lebensmitteln in einer festgelegten Zeitspanne.

Die Sprache in der Ernährungsberatung

Die Anforderungen an die Sprache in der Ernährungsberatung sind vergleichsweise hoch, weil die ernährungsphysiologischen Funktionszusammenhänge kompliziert und abstrakt sind. Die Ernährungsberatung muß eine eigene Beratungssprache benutzen, die folgende Forderungen erfüllt:

- Konkret: Essen und Trinken sind Verhaltensweisen, die sich in konkreten Handlungen vollziehen. Diese Handlungen müssen Gegenstand des Gesprächs sein. So sollte nicht über Nährstoffe, sondern über Lebensmittel gesprochen werden.
- Knapp: Empfehlungen müssen sich einprägen. Daher knappe und eindeutige Formulierungen verwenden.
- Einfach: Die Quintessenz des Beratungsgesprächs muß einfach, d.h. auf das Wesentliche beschränkt sein. Jedes Wenn und Aber verwässert und verringert den Behalteneffekt.
- Erklärend: Wirkungs- und Funktionszusammenhänge müssen erklärt werden. Dazu können auch einfache Modellvorstellungen genutzt werden, die zwar ernährungsphysiologisch kaum haltbar sind, die aber den Wirkungsmechanismus richtig verstehen lassen.
- Fremdwortfrei: Fachausdrücke, die in der Umgangssprache in leicht veränderter, zumeist unschärferer Form verwendet werden, behindern den Informationstransport.
- Gegliedert: Informationen und Empfehlungen müssen nach ihrer Wichtigkeit getrennt und erkennbar abgestuft sein. Die Rangreihe nach der Nützlichkeit von Ratschlägen ist dem Berater in der Regel klar, seltener aber dem fachfremden Patienten.
- Interessant: Nur bei ausreichender Motivation bildet sich die notwendige Aufnahmebereitschaft heraus. Interessante Sachverhalte schaffen Motivation.
- Persönlich: Aspekte, die persönlich betreffen, fordern zum Engagement heraus und schaffen erst die persönliche, gefühlsmäßige Bereitschaft, sich mit ihnen auseinanderzusetzen.

Beispiel

Ein konkretes Beispiel soll den Ablauf eines Beratungsprozesses veranschaulichen.

1. Der Arzt hat bei einer Patientin einen erhöhten Cholesterinspiegel (280 mg/dl) festgestellt.

2. Die Verhaltensanalyse, durchgeführt mit einem 7-Tage-Ernährungsprotokoll, einem Fragebogen zum Eßverhalten (vgl. Literatur) und einem Gespräch über den Stellenwert des Essens, ergibt folgende Beschreibung (in Auszügen):

Frau G., 38 Jahre, Größe 174 cm, Gewicht 92 kg, Gewichtszunahme von 70 auf 92 kg kontinuierlich in den letzten 5 Jahren, ißt gerne („halte mich aber bewußt zurück"), hat verschiedentlich Diäten ohne langfristigen Erfolg durchgeführt, leidet häufig unter Süßhunger („dann nasche ich Schokolade"), kocht mittags für ihren Mann („der will deftig essen").

Der Fragebogen zum Eßverhaltens ergibt für die Kontrolle des Eßverhaltens einen mittleren, für die Störbarkeit einen hohen Punktwert. Das Ernährungsprotokoll liefert folgende Durchschnittswerte für die tägliche Nahrungsaufnahme: 2.200 kcal, 120 g Fett (davon 60% gesättigte Fettsäuren), 70 g Protein, 200 g Kohlenhydrate (davon 80 g Mono- und Disaccharide), kein Alkohol. Bevorzugte Lebensmittel bzw. Gerichte mit ihrer jeweiligen Verzehrsfrequenz in einer Woche: Schokolade (32 Stk.), Wurstbrot (12 Stk.), Kuchen (7 Stk.), Bratwurst (4 Stk.), Gulasch (3 Port), Pommes frites (2 Port.), Apfelsine (2 Stk.) usw.

3. In Kenntnis dieser Daten wird eine ernährungsphysiologisch orientierte Zielplanung vorgenommen: Gewichtsreduktion um 10 kg; Reduktion des Fettverzehrs von 120 auf 70 g, wobei insbesondere der Anteil gesättigter Fette verringert werden muß; Steigerung des Verzehrs von Kohlenhydraten von 200 auf 260 g. Mit diesen Maßnahmen müßte sich ein positiver Einfluß auf den Cholesterinspiegel ergeben. Zusätzlich wäre die Verhaltenskontrolle zu steigern, um auf die Störbarkeit des Eßverhaltens einzuwirken.

4. Im Gespräch mit der Patientin wird jetzt versucht, eine Zielhierarchie nach Verhaltensaufwand zu erstellen. Die Patientin bewertet, wie schwer ihr der Verhaltensaufwand fallen würde, z.B. durch Einstufung auf einer Prozentrangskala (0%: könnte ich gut machen, 100%: könnte ich nie durchhalten):

■ Den Nachmittagskuchen durch ein Stück Obst ersetzen: 80% („Also, da hänge ich schon dran, das ist so gemütlich, dann habe ich richtig Zeit für mich".)

■ Ihr Brot morgens und abends nicht mit Wurst, sondern mit magerem Käse und/oder Tomaten, Gurke o. ä. belegen: 20% („Das habe ich zwar normalerweise nicht im Haus, weil mein Mann Wurstesser ist. Aber ich mag eigentlich Käse. Also wenn es sein muß. ")

■ Statt Pommes frites Salzkartoffeln essen: 10% („Ja, das könnte ich schon, ich esse ohnehin nur selten Pommes frites. ")

■ Sich statt Bratwurst eine Frikadelle braten: 70% („Bratwurst esse ich für mein Leben gern, um ehrlich zu sein. ")

■ Grundsätzlich für sich ein anderes Essen kochen als für ihren Mann: 60% („Theoretisch könnte ich das, aber das ist natürlich doppelte Arbeit. ")

■ Zum Frühstück ein Müsli verzehren: 30% („Na ja, gelegentlich esse ich schon mal Müsli, das kann ganz gut schmecken. ")

Abends nur eine Scheibe Brot und einen großen Salat essen: 10% („Bei meinen Diäten habe ich meistens den ganzen Tag nur Salat gegessen. Also abends könnte ich das schon durchhalten.")

Damit ist eine klare, subjektiv definierte Zielhierarchie festgelegt worden. Beste Chancen für eine erste einleitende Verhaltensänderung bestehen beim Abendessen (Salat) und beim Tausch von Pommes frites gegen Salzkartoffeln.

5. Damit können jetzt Maßnahmen und die Schrittabfolge geplant werden. Der Patientin könnte vorgeschlagen werden, z. B.:

> *"Wenn Sie in den nächsten 14 Tagen für Ihren Mann zu Mittag Pommes frites zubereiten, könnten Sie einmal für sich selbst Salzkartoffeln kochen. Probieren Sie doch einmal aus, ob das geht und was Ihr Mann dazu sagt. Zum Abendessen essen Sie in den nächsten 14 Tagen sieben Mal einen großen Salat und dazu eine Scheibe Brot mit einer Diätmargarine. Machen Sie den Salat mit etwas Olivenöl und Essig an. Schreiben Sie nach dem Abendessen in Ihren Kalender, wie Ihnen diese "neue" Mahlzeit geschmeckt hat. Dann treffen wir uns in 14 Tagen wieder und besprechen Ihre Erfahrungen."*

Die anderen Ziele werden nach erfolgreicher Durchführung der ersten Maßnahmen ebenfalls schrittweise geplant, wobei dann auch auf den „Süßhunger" eingegangen würde. Entsprechend der Forderung nach flexibler Kontrolle werden die Vorschläge zur Veränderung des Eßverhaltens an eine bestimmte Zeitspanne geknüpft.

> *Ernährungsberatung ist immer ein Trainingsprozeß, der in kleinen Schritten zu einer allmählichen Veränderung des Eßverhaltens führen soll. Erst wenn sich die neuen Verhaltensweisen „eingeschliffen" (habitualisiert) haben, ist mit einem dauerhaften Erfolg zu rechnen. Die Beratung sollte daher über Monate fortgesetzt werden, wobei die Intervalle, in denen Arzt und Patient über die Ergebnisse und Schwierigkeiten miteinander sprechen, zeitlich zunehmend ausdehnt werden können. Wichtig ist jedoch, daß der Patient lange Zeit das Gefühl hat, nicht alleine gelassen zu werden.*

Literatur

Pudel V (1991) Praxis der Ernährungsberatung, 2. überarb. Aufl. Springer, Berlin
Heidelberg New York Tokyo (darin: Ernährungsprotokoll, S. 211–221)
Pudel V, Westenhöfer J (1989) Fragebogen zum Eßverhalten (FEV) – Handanweisung.
Hogrefe, Göttingen Toronto Zürich
Pudel V, Westenhöfer J (1997) Ernährungspsychologie. Eine Einführung. Hogrefe,
Göttingen Toronto Zürich, 2. Auflage

Die Empfehlungen der Deutschen Gesellschaft für Ernährung (DGE)

H. OBERRITTER

Vollwertig Essen und Trinken nach den 10 Regeln der DGE

„Nichts ist schwerer zu ertragen als eine Reihe von guten Tagen", sagte schon Wilhelm Busch. Aus den guten Tagen sind bei uns gute Jahre geworden. Wir leben mit einem überreichlichen Angebot an Lebensmitteln und können uns im Prinzip alles leisten. Und wir greifen besonders gern zu den Dingen, die reich an Energie (Joule bzw. Kalorien), aber arm an lebensnotwendigen Nährstoffen sind. Heute wissen wir, daß die Armeleuteküche von früher mit viel Brot, Kartoffeln und Gemüse in vieler Hinsicht günstiger war. Schon damals hatten nur die Reichen Fettsucht und Gicht, denn sie leisteten sich zuviel Fleisch, Kuchen und Alkohol.

Ernährungsfehler machen sich selten sofort bemerkbar, dafür jedoch nach Jahrzehnten um so nachhaltiger. Wer topfit sein will und auch bis ins Alter hinein leistungsfähig, muß seine Ernährung richtig zusammenstellen. Dabei sollen die Regeln der DGE helfen. Sie enthalten keine Verbote, sie schreiben kein grammgenaues Abwiegen von Lebensmitteln vor. Sie sollen nur klarmachen, weshalb es im jeweilig ureigensten Interesse ist, einige Lebensmittel häufiger zu essen und dafür bei anderen Zurückhaltung zu üben.

Wer im Alltag nach diesen Regeln kocht und ißt, muß auch kein schlechtes Gewissen haben, wenn er bei einer besonderen Gelegenheit einmal richtig schlemmt und genießt. Der Körper nimmt nämlich seltene „Ausrutscher" nicht so übel, nur beständige Fehler schaden ihm.

3.1
Regel 1: Vielseitig – aber nicht zuviel

Abwechslungsreiches Essen schmeckt und ist vollwertig. Essen Sie von möglichst vielen verschiedenen Lebensmitteln – aber jeweils kleine Portionen.

Weshalb (abwechslungsreich)? Um gesund und leistungsfähig zu bleiben, brauchen Sie eine Vielzahl von Nährstoffen: Eiweiß, Fett, Kohlenhydrate, Vitamine, Mineralstoffe, Spurenelemente, Wasser und Ballaststoffe. Es gibt kein übliches Lebensmittel, in dem alle diese Nährstoffe enthalten sind. Ein Mangel an wichtigen Nährstoffen kann verschiedene Folgen haben, so z. B. nachlassende Leistungsfähigkeit, Anfälligkeit für Infekte (z. B. Erkältungen, Grippe) und schließlich ernsthafte Erkrankungen. Durch abwechslungsreiche Kost können Sie einen solchen Mangel vermeiden.

Empfehlung

Der DGE-Ernährungskreis teilt die Lebensmittel in 7 Gruppen ein (Abb. 3.1). Die im Kreis dargestellte Segmentgröße ist dabei keine exakte Quantifizierung, sondern symbolisiert lediglich die Bedeutung der einzelnen Gruppen für eine vollwertige Ernährung.

Wenn Sie Ihre Lebensmittel in der richtigen Menge aus allen 7 Gruppen, aber bevorzugt aus den Gruppen 1–5, auswählen und auf Frische und Abwechslung achten, ernähren Sie sich vollwertig.

Essen Sie weniger Lebensmittel aus den Gruppen 6 und 7. Wechseln Sie v. a. bei der Wahl von Lebensmitteln aus der Gruppe 6 konsequent ab. Bevorzugen Sie Seefisch. Die Auswahl der Lebensmittel könnte wie in Tabelle 3.1 zusammengestellt aussehen.

Nicht zuviel und nicht zuwenig. Übergewicht belastet den Kreislauf und die Gelenke. Starkes Übergewicht kann mit der Zeit eine Reihe von Krankheiten auslösen. Auch Untergewicht kann schwerwiegende Gesundheitsstörungen verursachen.

Abb. 3.1 Die 7 Gruppen des DGE-Ernährungskreises

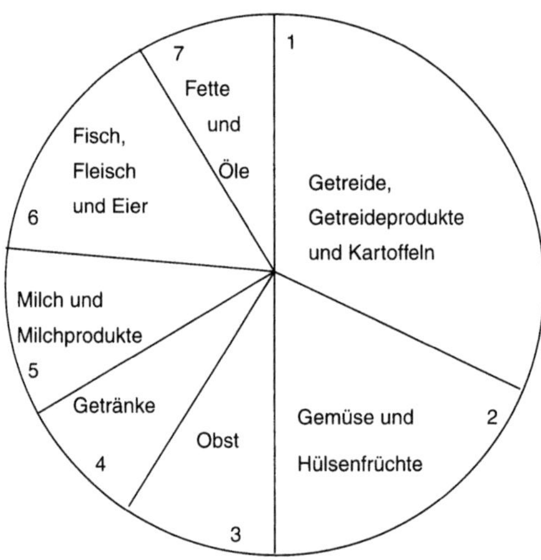

Tabelle 3.1 Empfehlenswerte Lebensmittelzusammenstellung

Lebensmittel	Verzehrsempfehlungen
Gruppe 1: Getreide, Getreideprodukte und Kartoffeln	Täglich 5–7 Scheiben Brot (ca. 200–350 g). 1 Portion Reis oder Nudeln (roh ca. 75– 90 g, gekocht 200– 250 g) oder 1 Portion Kartoffeln (ca. 250– 300 g =4–5 mittelgroße Knollen)
Gruppe 2: Gemüse und Hülsenfrüchte	Täglich mindestens 1 Portion Gemüse (ca. 200 g) und 1 Portion Salat (ca. 75 g)
Gruppe 3: Obst	Täglich mindestens 1–2 Stück oder 1–2 Portionen Obst (ca. 200–250 g)
Gruppe 4: Getränke	Täglich mindestens 1,5 Liter Flüssigkeit (z. B. Wasser, Mineralwasser, ungesüßte Kräuter- und Früchtetees, verdünnte Obst- und Gemüsesäfte, in Maßen Kaffee und schwarzen Tee)
Gruppe 5: Milch und Milchprodukte	Täglich 1/4 Liter fettarme Milch und 3 Scheiben Käse (90 g)
Gruppe 6: Fisch, Fleisch, Wurst und Eier	Wöchentlich 1–2 Portionen Seefisch (à 150 g) Höchstens 2- bis 3mal pro Woche 1 Portion Fleisch (max. 150 g) und 2- bis 3mal Wurst (max. 50 g) Wöchentlich bis zu 3 Eier
Gruppe 7: Fette (Butter, Pflanzenmargarine und -öle)	Täglich höchstens 40 g Streich- oder Kochfett, z. B. 2 Eßlöffel Butter oder Margarine und 2 Eßlöffel hochwertiges Pflanzenöl

Empfehlung

Kontrollieren Sie Ihr Gewicht regelmäßig. Das richtige Gewicht für Erwachsene berechnen Sie nach einer einfachen Formel:

Körpergröße in Zentimetern minus 100

Sie erhalten dann das Sollgewicht in Kilogramm. Schwankungen um 10% sind noch unbedenklich. Wenn Sie jedoch mehr als 10% Übergewicht haben, sollten Sie Ihren Arzt um Rat fragen.

Bei einem Übergewicht von mehr als 20% müssen Sie unbedingt abnehmen. Vor einseitigen und schnellen Erfolg versprechenden Abmagerungsdiäten sei gewarnt. Sie schaden fast immer. Einen Dauererfolg verspricht nur eine gesunde Mischkost mit begrenzter Energiemenge und eine Umstellung der Ernährungsgewohnheiten. Dazu gehört auch regelmäßige körperliche Aktivität. Untergewicht von mehr als 20% sollte ebenfalls ein Anlaß sein, zum Arzt zu gehen.

3.2
Regel 2: Wenig Fett und fettreiche Lebensmittel

Zuviel Fett macht fett! Geizen Sie mit Fett. Verwenden Sie verschiedene Streichfette und Öle im Wechsel.

Weshalb? Durch Fett gewinnt unser Essen an Wohlgeschmack und macht länger satt. Aber Fett liefert auch doppelt soviel Energie (Joule bzw. Kalorien) wie die anderen Hauptnährstoffe (Kohlenhydrate wie Zucker und Stärke; Eiweiß). Was der Körper an Fett nicht verbraucht, wird als Fettpolster gespeichert. Einige Fette, v. a. tierische, können auch den Gehalt an schädlichem Cholesterin im Blut erhöhen. Die Folge: Herz- und Kreislauferkrankungen. Auch die Qualität der einzelnen Fettsorten spielt eine Rolle. Besonders wertvoll sind Pflanzenfette und -öle mit einem hohen Gehalt an mehrfach ungesättigten Fettsäuren, also entsprechende Margarinesorten und beispielsweise Sonnenblumen-, Distel- oder Keimöle. Auch einfach ungesättigte Fettsäuren, u. a. reichlich in Olivenöl enthalten, sind günstig. Neben Margarine ist auch Butter als Streichfett geeignet.

Empfehlung

Achten Sie auf den Fettgehalt der Lebensmittel. In vielen ist das Fett nicht ohne weiteres sichtbar. So bestehen zahlreiche Wurstsorten zur Hälfte aus Fett. Auch Käse, Eier, Sahne, Soßen, Nüsse, Desserts und Kuchen enthalten viel Fett. Bevorzugen Sie fettarme Produkte und sparen Sie an Streich- oder Brat(en)fett.

Machen Sie sich die Regeln der „leichten Küche" zu eigen. Benutzen Sie beim Braten beschichtete Pfannen. Dünsten Sie Gemüse mit wenig Flüssigkeit oder im eigenen Saft, geben Sie das Fett nur als Geschmacksabrundung dazu. Entfetten Sie Bratensoßen. Nehmen Sie für Salate fettreduzierte Mayonnaise oder machen Sie die gewohnte Soße mit Joghurt oder Dickmilch leichter.

3.3
Regel 3: Würzig, aber nicht salzig

Kräuter und Gewürze unterstreichen den Eigengeschmack der Speisen. Gehen Sie mit Salz zurückhaltend um. Es soll nur den Eigengeschmack der Speisen hervorheben, aber nicht übertönen.

Weshalb? Salz kann die Entstehung von Bluthochdruck begünstigen. Für Personen mit Bluthochdruck kann Salz nachteilig sein.

Empfehlung
Nicht sofort zum Salzstreuer greifen, sondern die Speisen zuerst probieren. Beim Kochen vorsichtig salzen. Erst mit Kräutern und Gewürzen abschmecken, dann bei Bedarf nachsalzen. Mit Kräutern oder Gewürzen eingelegtes Braten- oder Grillfleisch braucht nur noch ganz wenig gesalzen zu werden. Berücksichtigen Sie auch, daß viele Produkte, wie Brot, Schinken, Wurst, Käse, Fischwaren, Fertiggerichte und -suppen, gesalzene Nüsse und Knabberartikel bereits viel Salz enthalten. Wenn Sie Salz verwenden, dann nur jodiertes Speisesalz. Damit kann die schlechte Versorgung mit Jod wirksam verbessert und Schilddrüsenerkrankungen, wie dem Kropf, vorgebeugt werden.

3.4
Regel 4: Wenig Süßes

Zu süß kann schädlich sein! Essen Sie selten Süßigkeiten. Benutzen Sie Zucker so sparsam wie ein Gewürz und nicht als Hauptnahrungsmittel.

Weshalb? Zucker, Süßigkeiten, süßes Gebäck und gesüßte Getränke können Karies verursachen. Besonders gefährlich für die Zähne ist das Naschen zwischendurch, weil danach meist nicht die Zähne geputzt werden. Bei hoher Zufuhr von Zucker speichert der Körper überschüssige Energie in Form von Fettpolstern. Schlimmer noch – wer häufig nascht, verdrängt damit andere Lebensmittel, die wichtige Nährstoffe und Ballaststoffe enthalten, von seinem Speisezettel.

Empfehlung
Achten Sie auf den Zuckergehalt von Fertiggerichten, Gebäck und Getränken. Ein Beispiel: In einer Dose Cola oder Limonade (0,33 l) sind 12 Stück Würfelzucker versteckt! Auch Müsliriegel enthalten in der Regel sehr viel Zucker. Wer viel und regelmäßig Süßigkeiten ißt, sollte versuchen, diese Gewohnheit zu ändern. Auch alternative Süßungsmittel, wie Honig, Ahornsirup oder Birnendicksaft sind nicht besser einzustufen als Zucker. In jedem Fall sollten Sie sich nach dem Genuß von Süßem die Zähne putzen, um Zahnkrankheiten wie Karies vorzubeugen.

3.5
Regel 5: Viel Vollkornprodukte

Vollkornprodukte liefern wichtige Nährstoffe und Ballaststoffe. Essen Sie täglich Vollkornbrot und häufig Getreidegerichte.

Weshalb? Alle Getreidesorten sind reich an Vitaminen, Mineralstoffen und Spurenelementen. Zudem sind neben Kohlenhydraten (Stärke) auch wertvolles Eiweiß und die für unsere Verdauung notwendigen Ballaststoffe in Getreide reichlich vorhanden. Durch zu starke Verarbeitung von Getreide (z.B. zu Weißbrot) werden jedoch wichtige Nährstoffe und Ballaststoffe entfernt. Helles Mehl enthält im Vergleich zu Vollkornmehl nur noch einen Bruchteil davon. Ballaststoffe aus Getreide sorgen aber für einen schnellen Transport des Speisebreis im Darm und binden gleichzeitig unerwünschte Stoffe wie Cholesterin. Wer nur Weißbrot, viel Zucker und wenig Gemüse ißt, läuft Gefahr, zu wenig Ballaststoffe zu verzehren. Verstopfung und sogar schwerwiegende Darmkrankheiten können die Folge sein.

Empfehlung
Essen Sie täglich Vollkornbrot, Vollkorntoast oder Schrotbrötchen, aber selten Weißbrot oder Brötchen aus Weißmehl. Probieren Sie statt dessen Müsli aus Flocken oder geschrotetem Getreide.
Beim Kuchenbacken können Sie helles Mehl bis zu einem Drittel

durch Vollkornmehl ersetzen. Oder Sie backen gleich nach Spezialrezepten für Vollkorngebäck. Probieren Sie auch aus, wie gut Getreidegerichte, z. B. aus Gerste, Grünkern, Hirse oder Hafer schmecken können. Bevorzugen Sie Naturreis und Vollkornnudeln.

3.6
Regel 6: Reichlich Gemüse, Kartoffeln und Obst

Diese Lebensmittel gehören in den Mittelpunkt Ihrer Ernährung. Essen Sie täglich Gemüse und Obst, dabei immer etwas davon roh. Essen Sie auch häufig Kartoffeln.

Weshalb? Gemüse, Kartoffeln und Obst liefern reichlich Vitamine, Mineralstoffe und Spurenelemente, außerdem häufig wertvolles Pflanzeneiweiß und Ballaststoffe. Dabei enthalten sie wenig Joule bzw. Kalorien. Auch Kartoffeln und Hülsenfrüchte sind trotz ihres Stärkegehaltes keine Dickmacher. Da auch bei der schonendsten Zubereitung wertvolle Bestandteile verloren gehen, sollte man am besten einen Teil frisch zubereitet, Obst und Gemüse auch als Rohkost essen.

Empfehlung
Bringen Sie je nach Angebot der Jahreszeit im Wechsel verschiedene Gemüsesorten, Obst und Salate auf den Tisch: Täglich mindestens 200 g Gemüse, eine Portion Salat von etwa 75 g und Obst von 150 g. Bereiten Sie neben Blattsalaten auch Gemüse roh zu. Eine ideale Ergänzung zu Brotmahlzeiten sind Tomaten, Paprika, Gurken und Radieschen.

3.7
Regel 7: Wenig tierisches Eiweiß

Pflanzliches Eiweiß ist so wichtig wie tierisches Eiweiß. Verzichten Sie öfter auf eine Fleisch- oder Wurstmahlzeit. Fisch und Milchprodukte liefern auch reichlich tierisches Eiweiß. Pflanzliches Eiweiß aus Getreide, Hülsenfrüchten und Gemüse ist eine wichtige Ergänzung zum tierischen Eiweiß.

Weshalb? Eiweiß (Protein) ist ein unersetzlicher Nährstoff. Wir brauchen ihn für unser Wachstum, für die Erhaltung der Körpersubstanz und den Ablauf aller Lebensvorgänge. Insgesamt essen wir jedoch zuviel tierisches Eiweiß. Fleisch, Wurst und evtl. auch Käse enthalten unerwünschte Stoffe, z. B. Purine und Cholesterin, außerdem häufig zuviel Fett. Wer überreichlich Fleisch, Wurstwaren und Käse ißt, riskiert auf die Dauer Stoffwechselstörungen.

Empfehlung
Schränken Sie den Verzehr von Lebensmitteln mit tierischem Eiweiß etwas ein, und kombinieren Sie diese mit pflanzlichen Produkten. Optimale Kombinationen sind Getreide mit Milch (Vollkornbrot mit Quark, Nudelauflauf mit Käse), Kartoffeln mit Milch oder Ei (Kartoffeln mit Rührei, Pellkartoffeln mit Quark), Hülsenfrüchte mit Getreide (Linsensuppe mit Brot, Bohnen mit Reis). Ein Eiweißmangel ist für Erwachsene auch bei vorwiegend fleischfreier Ernährung nicht zu befürchten. Pro Woche reichen 2–3 Fleischmahlzeiten aus. Auch Wurst sollte nicht öfter verzehrt werden.

3.8
Regel 8: Trinken mit Verstand

Ihr Körper braucht Wasser, aber keinen Alkohol. Trinken Sie reichlich, aber denken Sie daran: Alkohol und süße Getränke, wie Cola und Limonade sind keine geeigneten Durstlöscher.

Weshalb? Der Mensch braucht am Tag etwa 1,5 l Flüssigkeit zur Regulation seines Flüssigkeitshaushaltes. Alkoholische Getränke sind für diese Aufgabe nicht geeignet. Alkohol ist außerdem eine Gefahr für die schlanke Linie: Er liefert mehr Energie als Eiweiß oder Kohlenhydrate und kann so wesentlich zur Entstehung von Übergewicht beitragen. Außerdem schadet Alkohol der Leber und anderen Organen und macht – schneller als man denkt – süchtig. Auch süße Getränke liefern viel Energie und löschen nur schlecht den Durst.

Empfehlung
Trinken Sie viel Wasser bzw. Mineralwasser, verdünnte Obstsäfte, Gemüsesäfte, ungesüßte Kräuter- und Früchtetees und in Maßen Kaffee oder schwarzen Tee. Vermeiden Sie beim Alkohol jede Gewöhnung.

3.9
Regel 9: Öfter kleinere Mahlzeiten

Das bringt Sie in Schwung und mindert Leistungstiefs. Essen Sie lieber 5 kleine als 3 große Portionen am Tag.

Weshalb? Bei langen Pausen zwischen den Mahlzeiten kommt es zu Leistungstiefs. Wer stundenlang nichts ißt, bekommt zudem leicht Heißhunger und ißt dann vielleicht mehr, als er selbst möchte. Außerdem machen üppige Mahlzeiten müde. Wenn Sie Ihr tägliches Quantum auf 5 Mahlzeiten verteilen, bleibt die Leistungskurve stabiler.

Empfehlung
Bei den Hauptmahlzeiten etwas Zurückhaltung üben, dafür zwischendurch kleine Snacks einplanen, z. B. Milch, Joghurt oder Quarkspeisen, Vollkornkekse, Obst, Rohkost und dünn belegte Brote.

3.10
Regel 10: Schmackhaft und schonend zubereiten

Garen Sie kurz, mit wenig Wasser und Fett. Kurze und schonende Zubereitung erhält Nährwert und Geschmack.

Weshalb? Eine gute Zubereitung ist die Kunst, Wertvolles in den Lebensmitteln zu erhalten. Verluste an lebensnotwendigen Nährstoffen, wie Vitaminen und Mineralstoffen entstehen, wenn man Obst und Gemüse unsachgemäß, d. h. zu warm und zu lange lagert. Wird Gemüse gewässert, zu lange gegart oder zu lange warmgehalten, bleibt ebenfalls ein großer Teil der Nährstoffe auf der Strecke.

Empfehlung
Alle frischen Produkte im Kühlschrank aufbewahren, Gemüse und Obst kühl lagern und so bald wie möglich verbrauchen. Gemüse
- nach dem Putzen, aber vor dem Zerkleinern waschen;
- nach dem Zerkleinern möglichst umgehend zubereiten, evtl. bis dahin abdecken;
- bei geschlossenem Topf mit Wasser oder Eigenflüssigkeit nur knapp gardünsten;
- niemals lange warmhalten, besser bei Bedarf aufwärmen;
- zerkleinertes Gemüse für Rohkost sofort mit einer Salatsoße mischen, das vermindert den Abbau von Vitaminen;
- Vitamin- und Mineralstoffgehalt von Gerichten durch die Zugabe von Kräutern oder kleingehacktem rohem Gemüse aufwerten.

Erkrankungen durch falsche Ernährung und Ernährungsrisiken bei bereits bestehenden Erkrankungen

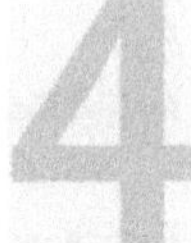

H. ROTTKA · M. J. MÜLLER · M.-L. KOHNHORST · R. FRENZ · E. WIENKEN

Dieses Kapitel folgt dem Rationalisierungsschema 1990 der Deutschen Arbeitsgemeinschaft für Klinische Ernährung und Diätetik e. V. für die Ernährung und Diätetik in Klinik und Praxis (s. Aktuelle Ernährungs-Medizin (1994) 19: 227–232). Das Rationalisierungsschema ist als Grundlage für die Anwendung wichtiger und häufig gebrauchter Diätformen gedacht. Es enthält keine überholten oder pseudowissenschaftlichen Kostformen (wie z.B. die Ulkusdiät, die Gallediät oder die Herzdiät). Eine wissenschaftlich begründete rationelle Diätetik ersetzt damit eine aus der Erfahrung heraus entwickelte und praktizierte Diätetik. Die Diätetik hat also eine naturwissenschaftliche Grundlage.

Eine Reihe von Krankheitsbildern (z.B. eine Leberzirrhose) ist nur teilweise oder nur bedingt durch die Diätetik zu beeinflussen. Trotzdem ist die Ernährung auch hier ein wesentlicher Teil der gesamten Behandlung. Andere Erkrankungen (z.B. das Ulkusleiden) sind einer speziellen Ernährungsbehandlung nicht zugänglich und sollten auch nicht fälschlich diätetisch behandelt werden.

In dem Rationalisierungsschema sind die Kostformen nach Art und Häufigkeit dargestellt. Das Rationalisierungsschema unterscheidet 4 verschiedene Gruppen von Diäten:

- Vollkost/leichte Vollkost,
- energiedefinierte Diäten,
- protein- und elektrolytdefinierte Diäten,
- gastroentereologische Diäten, Sonderdiäten.

Die künstliche Ernährung wird in einem gesonderten Kapitel (Kap. 4.31) behandelt.

Schwere Allgemeinerkrankungen sind regelhaft durch eine hohe Komplexität gekennzeichnet. Um die ernährungsmedizinische Behandlung optimal in das Gesamtbehandlungskonzept zu integrieren, sind deshalb umfassende pathophysiologische Kenntnisse notwendig.

4.1
Adipositas/Übergewicht

Ernährungsziele
- Langsame, kontinuierliche und dauerhafte Gewichtsabnahme,
- Verminderung des gesundheitlichen Risikos durch Verbesserung der Stoffwechsellage,
- Meiden von Eßstörungen oder Gallensteinleiden,
- Zugewinn an Lebensqualität.

Maßnahmenplanung
Die Indikation zur Gewichtsreduktion ergibt sich aus dem Übergewicht sowie dem gesundheitlichen Risiko. Das Übergewicht wird bei Erwachsenen nach dem Body Mass Index (BMI) eingeteilt. Der BMI korreliert eng mit der Fettmasse des Körpers. Der BMI wird wie folgt berechnet:

$$BMI = \frac{\text{Körpergewicht}}{[\text{Körperlänge (m)}]^2}$$

Normalwerte für Erwachsene
- BMI Männer: 20–25 kg/m^2,
- BMI Frauen: 19–24 kg/m^2,
- BMI ältere Menschen (>60 Jahre): der obere Wert beträgt 27,5 kg/m^2,
- jüngere Menschen: als unterer Wert wird 18,5 kg/m^2 angegeben.

Die Bewertung des BMI erfolgt nach der höchsten Lebenserwartung. Die statistische Beziehung zwischen BMI und Mortalität bzw. Morbidität ist U-förmig, d. h. beispielsweise für Erwachsene: Im Bereich 20–25 kg/m^2 findet sich die niedrigste Mortalität, sie ist sowohl bei höherem als auch bei niedrigerem BMI erhöht. Die Einteilung der Adipositas erfolgt graduell (Tabelle 4.1).

Tabelle 4.1 Einteilung der Adipositas

	BMI (kg/m^2)	
	Männer	Frauen
Untergewicht	<20	<19
Normalgewicht	20–25	19–24
Adipositas Grad 1: Übergewicht	25–30	24–30
Adipositas Grad 2: Adipositas	30–40	30–40
Adipositas Grad 3: massive Adipositas	>40	>40

Das gesundheitliche Risiko wird durch den Fettverteilungstyp bestimmt und mit Hilfe der sog. „waist to hip-ratio" oder w/h-ratio (vergleichende Messung von Taillen- zu Hüftumfang, Messungen auf Höhe des Bauchnabels bzw. der Mitte der Verbindungslinie von Rippenbogen und Spina iliaca anterior und auf der Höhe der Trochanteren bzw. des Schambeines) erfaßt. Eine w/h-ratio >1,0 (bei Männern) bzw. >0,85 (bei Frauen) charakterisiert einen männlichen oder androiden oder „bauchbetonten" Fettverteilungstyp (= „Apfel"), während bei niedrigeren Werten ein weiblicher oder gynoider Fettverteilungstyp mit Fettpolstern an Hüfte und Oberschenkeln (= „Birne") vorliegt. Eine hohe „w/h-ratio" bedeutet ein hohes gesundheitliches (z. B. kardiovaskuläres) Risiko.

> *Bei Kindern gibt es keine allgemein akzeptierte Formel für die Berechnung des richtigen Körpergewichts. Für die Ernährungsberatung empfehlen sich die in Tabelle 4.2 und 4.3 angegebenen Werte (Unter- sowie Überschreitungen des Normalbereichs bedürfen einer ärztlichen Abklärung).*

Tabelle 4.2 Normales Körpergewicht für Mädchen. (Nach Forschungsinstitut für Kinderernährung, Köln)

Körpergröße in cm	Referenzgewicht in kg	Körpergewicht in kg Normalbereich von/bis	Alter in Jahren (volle Lebensjahre)
75±6	9,3	7,4–11,2	1
87±7	12,2	9,8–14,6	2
96±7	14,5	11,6–17,4	3
103±8	16,6	13,3–19,9	4
111±9	19,0	15,2–22,8	5
117±9	21,0	16,8–25,2	6
122±9	23,3	18,6–28,0	7
129±10	26,8	21,4–32,2	8
135±10	29,8	23,8–35,8	9
142±11	34,5	27,6–41,4	10
148±12	38,8	31,0–46,6	11
154±14	43,7	35,0–52,4	12
158±13	46,3	37,0–55,6	13
165±11	54,3	43,4–65,2	14

Tabelle 4.3 Normales Körpergewicht für Jungen.
(Nach Forschungsinstitut für Kinderernährung, Köln)

Körpergröße in cm	Referenzgewicht in kg	Körpergewicht in kg Normalbereich von/bis	Alter in Jahren (volle Lebensjahre)
77±6	10,3	8,2–12,4	1
89±6	12,8	10,2–15,4	2
97±7	14,9	11,9–17,9	3
104±8	16,8	13,4–20,2	4
111±8	19,1	15,3–22,9	5
117±9	21,1	17,0–25,4	6
124±10	24,0	19,2–28,8	7
130±10	26,9	21,5–32,3	8
135±11	29,6	23,7–35,5	9
141±12	33,5	26,8–40,2	10
147±13	37,1	29,7–44,5	11
156±14	45,1	36,1–54,1	12
161±16	50,5	40,4–60,6	13
168±17	59,3	47,4–71,2	14

Kontraindikationen einer Gewichtsreduktion

- Normalgewicht,
- Kindes- und Jugendalter,
- Schwangerschaft und Stillzeit,
- manifeste Eßstörungen,
- Alter >60 Jahre,
- schwere Allgemeinerkrankungen,
- Porphyrie.

Seriöse Strategien der Therapie

- Verhaltensänderungen,
- Ernährung,
- Bewegung,
- gesunde Lebensweise

Formen der Ernährungstherapie bei Übergewicht und Adipositas

- Fettarme und vollwertige Ernährung (<30 % Fett) (vgl. Kap. 3),
- konventionelle Reduktionsdiät (1.200–1.500 kcal/Tag),
- Niedrigst-Kalorien-Diäten (Formula-Diäten) als Mahlzeitenersatz oder als vollständiger Ersatz eines Tagesplanes.

Kriterien einer erfolgreichen Adipositastherapie

- Langfristiger Gewichtsverlust (1 Jahr und länger >5% des Körpergewichtes bzw. >1 BMI-Einheit),
- Verbesserung der mit dem Übergewicht assoziierten Erkrankungen wie Bluthochdruck, Fettstoffwechselstörungen oder Diabetes mellitus Typ 2b,
- verbessertes Ernährungs- und Gesundheitsverhalten, z. B. Verzehr gemäß den Empfehlungen an 4–7 Tagen, Monitoring mit Ernährungsprotokollen,
- regelmäßige körperliche Aktivität, z. B. täglich 1/2 Stunde spazierengehen, 4mal pro Woche eine aerobe Belastung von mindestens 30 Minuten,
- regelmäßige ärztliche Konsultationen (mindestens 1mal pro Jahr),
- Monitoring gegenteiliger Effekte, z. B. des Auftretens von Eßstörungen.

Problemorientiertes Vorgehen

- *Massives Übergewicht (BMI >30):* Überprüfung/Behandlung der typischen Risikofaktoren, Analyse des Eßverhaltens, Gewichtsreduktionsdiät möglichst verbunden mit verhaltenstherapeutischer Behandlung, Ernährungsberatung und sportlichen Aktivitäten, klientenzentriertes Beratungsgespräch.
- *Mäßiges Übergewicht (BMI 25–30) und gleichzeitiges Bestehen von kardiovaskulären Risikofaktoren:* Therapie der Risikofaktoren, Analyse von Ernährung und Eßverhalten, Gewichtsreduktionsdiät.
- *Mäßiges Übergewicht (BMI 25–30) ohne Bestehen von kardiovaskulären Risikofaktoren und „eingebildetes Übergewicht":* Abklären, in welchem Maße und mit welchem Erfolg der Patient schon selbst Maßnahmen zur Gewichtsreduktion durchgeführt hat, Information und Aufklärung über die Gefahren, auf gewichtsbezogene Ängste eingehen, klientenbezogenes Beratungsgespräch.
- *Anhaltender Gewichtsabnahmewunsch:* Analyse des Eßverhaltens unter ärztlicher Aufsicht, Verdacht auf manifeste Eßstörung überprüfen, ggf. Vermittlung in psychotherapeutische Behandlung.

Blitz- und Crash-Diäten sind kontraindiziert und können zur Störung des Eßverhaltens beitragen. Eine medikamentöse oder chirurgische Behandlung der Adipositas ist heute obsolet und bleibt kontrollierten wissenschaftlichen Studien vorbehalten.

Dauererfolge (geeignete Zielpunkte sind eine Reduktion des Gewichts bzw. eine Verminderung der Risikofaktoren nach 1, 2 und 5 Jahren) lassen sich am besten erzielen durch:

- eine Langzeittherapie in einer Gruppe mit einem/einer den Anforderungen des Programms entsprechend ausgebildeten Gruppenleiter/Gruppenleiterin,
- regelmäßige Kontrollen des Gewichtsverlaufs und der Risikofaktoren durch einen Arzt,

■ Einbeziehung des sozialen Hintergrundes,
■ eine begleitende Betreuung durch Ernährungsfachkräfte, Psychologen und Sportlehrer,
■ ein Nachsorgeprogramm.

Empfehlungen für die Ernährungsberatung

■ Ernährungsberatung ist nur sinnvoll, wenn eine grundsätzliche Bereitschaft für eine gesunde Lebensweise auf Seiten des Patienten und auch des Arztes vorhanden ist.

■ In der Therapie muß eine dauerhafte Änderung des Eß- und Trinkverhaltens bzw. eine dauerhafte Ernährungsumstellung vermittelt werden.

■ Eine langsame, stetige Gewichtsabnahme sollte in den Vordergrund gestellt werden.

■ Als Ziele sollten Gewichtsbereiche formuliert werden.

■ Genußvolles, angstfreies Essen sollte als Ziel formulieren werden.

■ Energiereduzierte, fettarme, kohlenhydrat- und ballaststoffreiche Ernährung mit einem Energiegehalt nicht unter 1.200 kcal und einer Nährwertrelation von 15–20% Eiweiß, 25–30% Fett und 50–60% Kohlenhydrate sollte empfohlen werden.

■ Das Ernährungsverhalten sollte mit Hilfe von Ernährungsprotokollen festgestellt und gesteuert werden.

■ Das Wissen über Ernährung und die Selbstbeobachtung bzw. -kontrolle sollte verbessert werden.

■ Auf regelmäßige sportliche Betätigung sollte hingewirkt werden.

■ Adipositastherapie muß immer Teil eines ganzheitlichen Programms sein, welches eine gesunde Lebensweise zum Ziel hat.

Adipositas bei Kindern

Indikationen zur aktiven Gewichtsreduktion bei Kindern sind mit großer Vorsicht zu stellen. Kinder und Jugendliche sollten keiner Diät unterzogen werden. Möglicherweise können Gewichtsprobleme durch vermehrte körperliche Aktivität gelöst werden. Die Adipositasbehandlung der Kinder richtet sich primär an die Eltern. In mehr als 50% der Fälle von Adipositas im Kindesalter ist mindestens ein Elternteil ebenfalls adipös. Die Programme sollen die gesamte Familie einbeziehen und Ernährungsberatung, verhaltenstherapeutische Maßnahmen und gruppendynamische Elemente verbinden. Ziel für Kind und Familie ist die langfristige Änderung des Ernährungsverhaltens verbunden mit mehr Bewegung (= weniger Fernsehen und Computer) und sportlicher Betätigung. Das Problem erfordert eine Zusammenarbeit zwischen Ernährungsfachleuten, Sportlehrern, Psychologen und Ärzten.

Besondere Empfehlungen für die Ernährungsberatung bei übergewichtigen Kindern

- Ernährungsgewohnheiten und psychosoziales Umfeld der Familien erfassen,
- langfristige Ziele mit Zwischenetappen formulieren,
- Ernährungsplan unter Berücksichtigung der Wünsche des Kindes aufstellen,
- Angehörige mit einbeziehen,
- auf interdisziplinäre Gruppenprogramme hinweisen,
- langfristige Betreuung planen.

Beachte: Mehr als 40% der „dicken" Kinder und mehr als 80% der „dicken" Jugendlichen werden adipöse Erwachsene und haben ein hohes Risiko für ernährungsabhängige Erkrankungen.

4.2
Fettstoffwechselstörungen

4.2.1
Hypercholesterinämie

Ernährungsziele

- Senkung des Gesamtcholesterins (<200 mg%),
- Senkung des LDL-Cholesterins (<150 mg% bzw. <120 mg%),
- Steigerung des HDL-Cholesterins (>35 mg%).

Bei Vorliegen weiterer Risikofaktoren sind die genannten Grenzen enger zu ziehen (z. B. LDL <100 mg%).

Maßnahmenplanung Die entscheidende therapeutische Maßnahme ist die Senkung des Anteils der gesättigten Fettsäuren (tierische Lebensmittel) auf <10% der Gesamtenergie. Die Gesamtfettzufuhr sollte 30% der Energiezufuhr nicht überschreiten. Die Cholesterinzufuhr durch Lebensmittel liegt unter 200 mg/Tag. Die Diät ist ballaststoffreich (>30 g/Tag oder 20 g/1.000 kcal).

Empfehlungen für die Ernährungsberatung

- Verminderung der Gesamtfettzufuhr auf 25–30% (entsprechend den DGE-Empfehlungen) der täglichen Energiezufuhr; davon:
  - gesättigte Fettsäuren: <1/3,
  - einfach ungesättigte Fettsäuren: ≥1/3,
  - mehrfach ungesättigte Fettsäuren: maximal 1/3.

Ziele sollten sein: Geringere Zufuhr von gesättigten Fettsäuren (vermehrt in Lebensmitteln tierischer Herkunft als sichtbares und unsichtbares Fett), höhere Zufuhr von einfach ungesättigten Fettsäuren (z.B. Olivenöl) und mehrfach ungesättigten Fettsäuren (z.B. Sonnenblumenöl, Maiskeimöl, Sojaöl, Distelöl) und daraus hergestellten Streich- und Kochfetten.

■ Verminderung der Zufuhr von Cholesterin auf <300 (200) mg/Tag. Cholesterinreiche Lebensmittel meiden; verminderte Zufuhr tierischer Fette.

■ Erhöhung der Ballaststoffzufuhr (auf >30 g/Tag bzw. 20 g/1.000 kcal; durch mehr Vollkornprodukte, Kartoffeln, Gemüse und Obst).

4.2.2
Hypertriglyzeridämie

Ernährungsziel Normalisierung der Serum-TG-Spiegel.

Maßnahmenplanung Die Körpergewichtsreduktion steht im Vordergrund (vgl. Kap. 4.1). Der Fettanteil sollte bei 30 % der zugeführten Energie liegen, der Anteil der gesättigten Fettsäuren unter 10 % der Gesamtenergie. Komplexe und ballaststoffreiche Kohlenhydrate (>50 %) sollten bevorzugt werden. Vermeidung von Alkohol, Fruktose, Saccharose und Zuckeraustauschstoffen.

Empfehlungen für die Ernährungsberatung
■ Körpergewicht normalisieren.
■ Alkoholische Getränke meiden.
■ Zucker, zuckerhaltige Lebensmittel, Honig, Sirup und Obstsäfte sparsam verwenden. Zu meiden sind auch Zuckeraustauschstoffe (z. B. Fruchtzucker, Sorbit, Xylit), die ebenfalls Energie liefern und abführend wirken können. Süßstoffe sind dagegen eine geeignete Alternative, da sie kalorienfrei sind.
■ Mindestens zwei Seefischmahlzeiten pro Woche. Besonders günstig sind Makrele, Hering und Lachs, da sie reichlich ω-3-Fettsäuren enthalten. Die Einnahme von Fischölkapseln sollte nicht ohne ärztliche Verordnung und Überwachung erfolgen.
■ Verminderung der Gesamtfettzufuhr auf 25–30 % der täglichen Energiezufuhr. Geringere Zufuhr von gesättigten Fettsäuren (vermehrt in Lebensmitteln tierischer Herkunft als sichtbares und unsichtbares Fett), höhere Zufuhr von einfach ungesättigten Fettsäuren (z.B. Olivenöl) und mehrfach ungesättigten Fettsäuren (z.B. Sonnenblumenöl, Maiskeimöl, Sojaöl, Distelöl) und daraus hergestellten Streich- und Kochfetten.
■ Erhöhung der Ballaststoffzufuhr (auf >30 g/Tag bzw. 20 g/1.000 kcal; durch Vollkornprodukte, Kartoffeln, Gemüse und Obst).

4.2.3
Hyperchylomikronämie und Hyperlipoproteinämie Typ V
nach Fredrickson

Ernährungsziele
- Normalisierung der Serum-TG-Spiegel,
- Senkung des Risikos einer akuten Pankreatitis (Vorsicht bei Serum-TG-Spiegeln >10 mmol/l).

Maßnahmenplanung Absolute Alkoholkarenz, ggf. parenterale Ernährung (Vorsicht bei Plasmatriglyzeridspiegel >10 mmol/l: initiale Heparinbehandlung).

4.3
Insulinabhängiger Diabetes Typ 1

Ernährungsziele
- Normalisierung des Glukose-, Fett- und Eiweißstoffwechsels,
- Verhütung von Akut- und Spätkomplikationen,
- Verbesserung der Lebensqualität.

Maßnahmenplanung. Für Patienten mit einem Diabetes Typ 1 gelten die Regeln für eine gesunde Ernährung nach der DGE (vgl. Kap. 3). Mit ihrer Hilfe deckt man ausgewogen den Energie- und Nährstoffbedarf. Der Kohlenhydratanteil (vorzugsweise komplexe Kohlenhydrate) beträgt 50–60 % der Gesamtenergiezufuhr. In Hinblick auf die diabetische Nephropathie als mögliche Spätkomplikation ist die Proteinzufuhr auf 10–12 % der Gesamtenergie oder 0,8 g/kg KG und Tag zu reduzieren. Die diätetische Versorgung dieser Patienten ist Teil der Gesamtbehandlung und deshalb mit der Form der Insulinbehandlung abzustimmen (Konventionelle versus intensivierte Therapie versus Pumpenbehandlung). Bei Patienten mit einer intensivierten Insulintherapie wird diese flexibel an die Ernährung angepaßt. Eine vollständige Liberalisierung der Ernährung setzt eine Stoffwechselkontrolle und eine lückenlose Mitarbeit des Patienten voraus. Daher ist eine intensive Schulung der Patienten notwendig. Je liberaler der Patient essen und seinen Tagesablauf gestalten will, desto intensiver muß seine Insulinbehandlung sein.
Sind Patienten andererseits nicht willens oder in der Lage, ihre Insulintherapie anzupassen, so werden sie konventionell diätetisch behandelt. Für diese Patienten ist ein Diätplan mit Verteilung der Kohlenhydrate über den Tag notwendig. Die Menge der Kohlenhydrat-Einheiten ist abhängig von der Energie-

zufuhr. Die Mahlzeitenfrequenz beträgt mindestens 6. Die Verwendung von Kohlenhydrat-Austauschtabellen (eine Kohlenhydrat-Einheit = 10–12 g Kohlenhydrate) ist als Schätzgröße zur praktischen Führung des Patienten in Hinblick auf Lebensmittelauswahl, Diätplan und das Abschätzen des Insulinbedarfs sinnvoll. Der Verzehr diätetischer Lebensmittel ist nicht notwendig. Energie- und Kohlenhydratgehalt sowie v. a. die Menge und Art der Fette sind bei der Auswahl diätetischer Lebensmittel zu berücksichtigen.

Bewegung verbessert die Stoffwechsellage, führt aber ohne entsprechende Anpassung der Insulindosis und/oder der Diät zu Hypoglykämien.

Empfehlungen für die Ernährungsberatung

1. Strukturierte Schulung durchführen; Therapieziele definieren.
2. Regelmäßig Selbstkontrollen des Blutzuckers durchführen, sowie mindestens 1mal pro Quartal das Hb A1 durch den Arzt kontrollieren lassen.
3. Normales Körpergewicht erhalten.
4. Richtlinien für die Nährstoffzusammensetzung:
   ■ Protein etwa 10–15 % (bei einer Kalorienzufuhr <1.500 kcal/Tag bis 20 %),
   ■ Fett etwa 30–35 %, davon <10 % der Energie als gesättigte Fettsäuren,
   ■ Kohlenhydrate >50 %.
5. Bei konventioneller Behandlung Kohlenhydrate auf mehrere Mahlzeiten (vorzugsweise 6) verteilen (entsprechend der Insulintherapie nach ärztlicher Verordnung). Komplexe Kohlenhydrate und ballaststoffreiche Lebensmittel bevorzugen.
6. Stets „Notkohlenhydrate" für eventuelle Unterzuckerungen mitführen (Traubenzucker, zuckerhaltige Getränke).
7. Alkoholische Getränke (1–2 Glas) nur zu den Mahlzeiten (Gefahr der Unterzuckerung; hypoglykämischer Schock).
8. Vorsicht auch bei Neuropathie, Nephropathie, Hypertonus und in der Schwangerschaft (hier ist eine individuelle Ernährungsberatung angebracht).
9. Besondere Empfehlungen für die Ernährungsberatung bei Typ 1-Diabetes mit intensivierter Insulintherapie, ICT-Insulintherapie mit mehr als 2 Injektionen am Tag bzw. Insulinpumpe, Blutzuckerselbstkontrolle und der Möglichkeit der Insulinselbstanpassung: Die Verteilung der Mahlzeiten über den Tag erfolgt nach den Wünschen des Patienten unter Blutzuckerselbstkontrolle und Insulinanpassung.

4.4
Insulinunabhängiger Diabetes Typ 2a und 2b

Ernährungsziele
- Normalisierung des Körpergewichtes,
- Normalisierung des Glukose-, Fett- und Eiweißstoffwechsels,
- Verhütung von Akut- und Spätkomplikationen,
- Verbesserung der Lebensqualität.

Maßnahmenplanung Auch für Diabetiker gelten die Empfehlungen der DGE. Fett-(Energie-)Reduktion: Die energiedefinierte Kost sollte kohlenhydrat- (>50%) und ballaststoffreich sein, ihr Eiweißanteil 15 Energieprozent nicht überschreiten. Die Verteilung sollte auf mindestens 5 Mahlzeiten erfolgen. Da in mehr als der Hälfte der Fälle eine Hyperlipoproteinämie (HLP, Typ llb oder IV nach Fredrickson) besteht, sollte der Fettanteil 30 Energieprozente nicht überschreiten. Bei kombinierter HLP soll die Cholesterinzufuhr unter 300 mg/Tag liegen.

Energiehaltige Zuckeraustauschstoffe (Fruktose, Sorbit) müssen in die Energiebilanz einbezogen werden, Süßstoffe (Saccharin, Cyclamat, Aspartam, Acesulfam K) dagegen nicht. Dem Patienten ist die gelegentliche Führung eines Ernährungsprotokolls anzuraten.

Da Hyperinsulinämie und Insulinresistenz wesentliche ursächliche Faktoren der diabetischen Folgeschäden (Makroangiopathie, metabolisches Syndrom oder Syndrom X=Hypertonus+Hyperinsulinämie+Insulinresistenz+Glukose-intoleranz+Erhöhung der VLDL-Triglyzeride bei gleichzeitiger Erniedrigung des HDL-Cholesterins) sind, sind körperliche Bewegung und Gewichtsreduktion unbedingt der medikamentösen Therapie (Sulfonylharnstoffe, Biguanide) vorzuziehen. Durch ballaststoffreiche Ernährung, Guar und durch Acarbose ist eine Verzögerung der Glukoseresorption und damit eine Verbesserung des Blutzucker-Tagesprofils möglich. Zuckeraustauschstoffe werden Diabetikern nicht ausdrücklich angeraten. Es gilt, deren Energie- und Kohlenhydratgehalt zu berücksichtigen und die abführende Wirkung zu beachten.

Süßstoffe sind in sparsamer Dosierung als Süßungsmittel nicht gesundheitsschädlich (ADI-Werte für Süßstoffe) und praktisch energiefrei.

Empfehlungen für die Ernährungsberatung
1. Strukturierte Schulung durchführen; Therapieziele definieren.
2. Regelmäßige Selbstkontrollen durchführen (Blut- oder Harnzucker, Blutdruck, Gewicht).
3. Körpergewicht normalisieren (90% der Diabetiker Typ 2 sind übergewichtig).
4. Nährstoffzusammensetzung:

- Protein: etwa 10–15% (bei einer Kalorienzufuhr <1.500 kcal/Tag bis 20%),
- Fett: etwa 30–35%, davon <10% der Energie als gesättigte Fettsäuren,
- Kohlenhydrate: 50–55%.

5. Aufnahme von Fett, besonders tierischer Herkunft vermindern.
6. Ballaststoffreiche Lebensmittel bevorzugen. Zucker, zuckerhaltige Lebensmittel und Honig möglichst begrenzen.
7. Mehrere Mahlzeiten (5–6) über den Tag verteilen.
8. Stets „Notkohlenhydrate" mitführen, wenn Insulin gespritzt wird oder Sulfonylharnstoffe eingenommen werden.
9. Bei Hypertonie Salzzufuhr einschränken auf 5 g Kochsalz pro Tag.
10. Vorsicht bei Alkoholkonsum plus Sulfonylharnstoffbehandlung, wenn gleichzeitig nicht adäquat gegessen wird (Hypoglykämiegefahr!).
11. Auf regelmäßige Bewegung achten.

Kontaktadressen

Selbsthilfegruppe „Insuliner", Diabetes-Zentrum, Danziger Weg 1, 58511 Lüdenscheid (Tel.: 02351/989111)
Dem Patienten sollte der Bezug des monatlich erscheinenden *Diabetes-Journal* (Verlag Kirchheim, Mainz) empfohlen werden.

4.5
Primäre arterielle Hypertonie

Ernährungsziele
- Normalisierung des Blutdrucks,
- Senkung des kardiovaskulären Risikos,
- ggf. Normalisierung des Körpergewichts.

Maßnahmenplanung
- Etwa 30% der Patienten erreichen allein durch eine Gewichtsabnahme eine Blutdrucksenkung, so daß bei Übergewicht in jedem Falle eine Gewichtsreduktion anzustreben ist.
- Mehr als 50% der Patienten mit einem essentiellen Hypertonus sind auf eine Kochsalzrestriktion auf <6 g NaCI einzustellen und bedürfen möglicherweise keiner medikamentösen Behandlung. Eine verminderte Kochsalzzufuhr sollte daher durchweg angestrebt werden, auch wenn im Einzelfall nicht vorhersehbar ist, ob und in welchem Ausmaß ein Patient darauf reagiert. Die Kaliumzufuhr sollte erhöht werden.

Alkoholkonsum drastisch vermindern (Alkohol ist ein eigenständiger Risikofaktor), Alkoholbeschränkung ist in jedem Fall zu empfehlen.

Eine Koffeinbeschränkung ist nur bei exzessiven Kaffeetrinkern (>12 Tassen/Tag) notwendig.

Allen Hypertonikern ist intensive, körperliche Bewegung dringend zu empfehlen.

Die Gewichtsreduktion wirkt bei einer Reihe von Patienten unabhängig von der NaCl-Reduktion. Begründet ist das möglicherweise durch eine Verminderung der Hyperinsulinämie und/oder der Aktivität des sympathischen Nervensystems. Ein Hypertonus kann Teil eines metabolischen Syndroms sein (= Syndrom X = Hypertonus+Insulinresistenz+Hyperinsulinämie+Glukoseintoleranz+VLDL-Triglyzerid-Erhöhung bei gleichzeitiger Erniedrigung des HDL-Cholesterins). Die Hyperinsulinämie ist möglicherweise auch eine Ursache der Hypertonie. Die diätetische Behandlung des Hyperinsulinismus (Gewichtsreduktion) ist in diesem Fall auch eine Behandlung der Hypertonie.

Empfehlungen für die Ernährungsberatung

1. Körpergewicht normalisieren.
2. Auf kochsalzreiche Lebensmittel und Speisen verzichten (Konserven, Fertiggerichte, Käse, Wurst, salzige Backwaren). Speisen ohne Salz zubereiten, Küchenkräuter und salzfreie Gewürze verwenden,
3. Zurückhaltung bei alkoholischen Getränken.
4. Reichlicher Gemüse- und Obstverzehr.
5. Pflanzliche Fette und Öle mit einem hohen Anteil an einfach und mehrfach ungesättigten Fettsäuren für die Zubereitung und als Streichfett verwenden.

Kontaktadressen

Selbsthilfegruppe: Deutsche Liga zur Bekämpfung des hohen Blutdrucks e. V./ Deutsche Hypertoniegesellschaft, Berliner Str. 46; 69120 Heidelberg (Tel.: 06221/411774)

4.6
Hyperurikämie/Gicht

Ernährungsziele

1. Senkung des Harnsäurespiegels auf:

Männer: <415 mmol/l=7 mg %,

Frauen <360 mmol/l=6 mg %;

2. Senkung der Harnsäureausscheidung im Urin (<400 mg/Tag),

3. Vermeidung von Arthritis urica,
4. Vermeidung der Gichtnephropathie.

Maßnahmenplanung

Begrenzung der Purinzufuhr auf 330 bzw. 500 mg Harnsäure/Tag. Purinfrei sind Milch, Ei, Reis, Nudeln, Butter, Öl u. a. Durch Vermeiden von Innereien und Krustentieren sowie Einschränkung des Fleisch- und Wurstverzehrs auf insgesamt 100 g/Tag wird die exogene Purinzufuhr reduziert. Wegen des hohen Purinanteils ist der Verzehr von Hülsenfrüchten und Kohl ungünstig.

Beschränkung der Alkoholzufuhr bis hin zur Karenz. Alkohol steigert die Harnsäurebildung in der Leber und hemmt die Harnsäureausscheidung über die Nieren. Flüssigkeitszufuhr von etwa 3 l/Tag.

Vorsicht bei Fruktose in größeren Mengen.

Eine medikamentöse Behandlung ist in der Regel nur bei Auftreten von Arthritis urica und Uratsteinen notwendig.

Am wirksamsten ist die streng purinarme Kost mit maximal 300 mg Harnsäure/Tag bzw. 2.000 mg/Woche, die nur in Einzelfällen in der Klinik für einen begrenzten Zeitraum verordnet wird. Sie wird von der purinarmen Diät mit maximal 500 mg Harnsäure/Tag bzw. maximal 3.000 mg Harnsäure/Woche abgelöst.

Empfehlungen für die Ernährungsberatung

1. Allgemeine Empfehlung: Ovolaktovegetabile Kost unter Vermeidung von Hülsenfrüchten und Kohl.
2. Purinreiche Lebensmittel meiden (Innereien, Sprotten, Ölsardinen, Sardellen, Hülsenfrüchte sowie die Haut von Geflügel und Fisch und die Schwarte vom Schwein); purinarme Lebensmittel bevorzugen (z.B. Kartoffeln, Reis, Milchprodukte). Als tierische Eiweißquellen fettarmer Milch und fettarmen Milchprodukten den Vorrang geben vor Fleisch und Wurst (maximal 100 g Fleisch, Wurst oder Fisch pro Tag).
Puringehalt von pflanzlichen Lebensmitteln beachten. Eine fleischlose Mahlzeit kann bei unbedachter Auswahl von Gemüse und Getreideerzeugnissen ebensoviele Purine enthalten wie eine Fleischmahlzeit.
3. Vorsicht bei alkoholhaltigen Getränken. Alkoholfreies oder -armes Bier enthält etwa gleichviele Purine wie normales Bier. Die Flüssigkeitszufuhr sollte reichlich, mindestens 2, besser 3 l pro Tag sein. Günstig sind energiefreie Getränke, z.B. Mineralwasser, ungesüßte Kräuter- und Früchtetees. Kaffee und schwarzer Tee stehen nicht auf der Verbotsliste, da die in ihnen enthaltenen Purine nicht zu Harnsäure abgebaut werden. Gleiches gilt für Kakao und Schokolade.

Eine Übersicht über den Harnsäuregehalt verschiedener Lebensmittel ist z.B. in der DGE-Infothek enthalten.

4. Bei Übergewicht und metabolischem Syndrom: Körpergewicht langsam normalisieren. Vorsicht bei drastischer Gewichtsreduktion bei Patienten und mit Hyperurikämie.

4.7
Zöliakie/Einheimische Sprue

Ernährungsziele
- Vermeidung/Behebung der Symptomatik (Diarrhö, Malnutrition),
- Reduzieren des spezifischen Risikos eines intestinalen Lymphoms,
- Reduzierung der Schädigung der Darmschleimhaut (Zottenatrophie) durch Vermeidung von Gliadin.

Maßnahmenplanung
- Alle Lebensmittel und -zubereitungen, die Gluten enthalten, sind lebenslang auszuschließen.
- Mit den speziell für die glutenfreie Ernährung hergestellten Lebensmitteln (z.B. Brot- und Backwaren, Teigwaren, Gebäck) lassen sich die auf der Verbotsliste stehenden Produkte relativ gut ersetzen. Da Gluten im Rahmen der Lebensmittelherstellung aus technologischen Gründen eingesetzt wird, ist besondere Vorsicht geboten bei Wurstwaren, Fischkonserven, Milcherzeugnissen und allen Fertiggerichten bzw. -produkten. Für die Kennzeichnungspflicht von Gluten gibt es Ausnahmen, so daß die Zutatenliste als verläßliche Informationsquelle nicht ausreicht.
- Bedarfsdeckende Zufuhr von fettlöslichen Vitaminen.
- In der ersten Krankheitsphase besteht sehr häufig auch eine Milchzuckerunverträglichkeit, die eine laktosearme Diät erfordert (vgl. Kap. 4.8). Die für eine unbehandelte Zöliakie (einheimische Sprue) typischen Fettstühle schwinden im allgemeinen bei einer konsequent glutenfreien Ernährung.

Empfehlungen für die Ernährungsberatung
1. Glutenhaltige Lebensmittel meiden (Weizen, Roggen, Gerste, Grünkern, Dinkel, Hafer und alle daraus hergestellten Erzeugnisse. Vorsicht ist u. a. geboten bei Fertigprodukten, die oft Mehl als Bindemittel enthalten, z.B. Kroketten, Wurstwaren, Fischkonserven, Fleischextrakte, Eiscreme und Süßigkeiten.). Erlaubt sind glutenfreie Lebensmittel (Gemüse, Kartoffeln, Obst, Milch, Fleisch, Fisch usw. sowie speziell für eine glutenfreie Ernährung hergestellte Erzeugnisse). Glutenfreie diätetische Lebensmittel sind mit dem Symbol ei-

ner durchgestrichenen Weizenähre oder durch den Aufdruck „glutenfrei" kenntlich gemacht.

2. Wenn sich die vermehrte Stuhlfettausscheidung (>15–20 g Fett/Tag) nur sehr langsam zurückbildet, kann zur Verbesserung der Energiebilanz übliches Nahrungsfett teilweise durch Spezialfette (MCT-Fette = Mittelkettige Triglyzeride, vgl. Kap. 4.22) ersetzt werden.

3. Zu Beginn der Ernährungsumstellung ist es günstiger, Milch und alle Erzeugnisse, die Milchzucker enthalten, nur in kleinen Mengen zu verzehren (max. 250 ml Milch/Tag). Liegt eine Milchzuckerunverträglichkeit vor, ist auszutesten, ob nicht kleine Mengen an Sauermilcherzeugnissen (z.B. Joghurt, Kefir) und Hartkäse vertragen werden.

4. Beim Einkauf die Zutatenliste auf der Verpackung genau lesen. Vorsicht ist geboten bei Emulgatoren, Stabilisatoren und Bindemitteln, da diese oft Gluten enthalten. Gleiches gilt für Medikamente.

5. Auch mit einer glutenfreien Ernährung kann die empfohlene Zufuhr an lebenswichtigen Nährstoffen erreicht werden, da die meisten Grundnahrungsmittel, mit Ausnahme der genannten Getreidesorten, glutenfrei sind.

Kontaktadressen

Empfehlenswert für Betroffene ist eine Mitgliedschaft bei der Deutschen Zöliakie-Gesellschaft (DZG) e. V., Filderhauptstraße 61, 70599 Stuttgart, Tel.: 0711/454514. Die DZG gibt u. a. ein Zöliakiehandbuch mit vielen Tips, Rezepten und Adressen heraus sowie eine Aufstellung glutenfreier Lebensmittel und Arzneimittel und nennt die Adressen von Herstellern glutenfreier Lebensmittel.
(Produktinformation: Grüne Liste; Hrsg.: Diätverband; Postfach 1255; 61282 Bad Homburg v.d.H., Tel.: 06172/3301415; Fax: 06172/38847).
Produktinformationen können bei der Deutschen Zöliakie-Gesellschaft angefordert wenden (Abgabe nur an Mitglieder und Ärzte). Die Deutsche Zöliakie-Gesellschaft unterhält außerdem in vielen Städten Regional- bzw. Selbsthilfegruppen, die eine praktische Unterstützung in allen Fragen der Ernährung anbieten.

4.8
Laktoseintoleranz

Ernährungsziele

- Vermeidung der durch den Laktasemangel ausgelösten Symptomatik,
- Prävention der Malnutrition,
- Sicherstellung der Kalziumzufuhr.

Maßnahmenplanung

Milch und Milchprodukte sind zu meiden, individuell werden allerdings bis zu 5 g Laktose/Tag vertragen.

Die individuelle Verträglichkeit von Sauermilchprodukten und Käsesorten mit einem geringen Laktosegehalt (z.B. Edamer, Gouda, Tilsiter, Butterkäse) sollte in kleinen Mengen ausgetestet werden. Mengen >15 g (z.B. durch 400 ml Milch) werden erfahrungsgemäß nicht toleriert. Die Laktoseintoleranz kann je nach Schweregrad durch eine laktosefreie bzw. laktosearme Diät erfolgreich behandelt werden. Eine laktosefreie Diät enthält pro Tag maximal 1 g Laktose, eine laktosearme Kost maximal 8–10 g Laktose. Der gesunde Erwachsene nimmt täglich etwa 20–30 g Laktose zu sich. Da die Laktoseaufnahme überwiegend durch Milch und Milchprodukte erfolgt, muß bei einer laktosefreien Ernährung in erster Linie auf diese Lebensmittel ganz oder teilweise verzichtet werden.

Der Kalziumbedarf ist über Käse weitgehend zu decken. Falls die Reduzierung unter 5 g Laktose/Tag keinen Erfolg bringt, sollte nach anderen Ursachen gesucht werden.

Empfehlungen für die Ernährungsberatung

1. Milch und Milchprodukte meiden bzw. die individuelle Toleranzgrenze austesten. Häufig werden Sauermilchprodukte (Joghurt, Kefir) besser vertragen. In der Praxis wird bis zu 1/4 l Milch toleriert.

2. Bei unverpackten Lebensmitteln wie Backwaren, Fleisch und Fischerzeugnissen, Feinkostsalaten und ähnlichem gibt es keine Zutatenliste. Hier ist beim Kauf nachzufragen, ob das Produkt ohne Milch bzw. Milchzucker hergestellt wurde, da diese häufig verwendet werden.

3. Bei verpackten Lebensmitteln die Zutatenliste überprüfen.

4. Auch bei Medikamenten ist u. U. der Laktoseanteil zu beachten.

5. Zur Sicherung der Kalziumversorgung sind in erster Linie kalziumreiche pflanzliche Lebensmittel (Brokkoli, Spinat, Grünkohl usw.) heranzuziehen. Des weiteren ist auf kalziumreiches Mineralwasser und auf mit Kalzium angereicherte Fruchtsäfte zurückzugreifen. Oft wird auch Hartkäse (Emmentaler, Gruyère usw.) vertragen. Ggf. ist an eine Substitution durch Kalziumtabletten zu denken. Vor allem im Wachstumsalter ist auf ausreichende Kalziumzufuhr zu achten.

4.9
Osteoporose

A. ZITTERMANN

Ernährungsziele

- Optimierung der Kalzium- und Vitamin-D-Versorgung,
- Vermeiden von Frakturen,
- Vermeiden von Untergewicht.

Maßnahmenplanung

- Eine adäquate Kalziumzufuhr, d. h. 1.200 mg/Tag gewährleistet bei Jugendlichen und jungen Erwachsenen den Aufbau einer maximalen Knochenmasse; Erwachsenen mittleren Alters werden für den Erhaltungsstoffwechsel 800–900 mg Kalzium/Tag empfohlen; postmenopausale Frauen sollten 1.500 mg Kalzium/Tag aufnehmen, um den postmenopausalen Knochenabbau aufzuhalten bzw. zu reduzieren. Das Urolithiasisrisiko wird durch eine Kalziumzufuhr >1.000 mg/Tag offensichtlich nicht erhöht.
- Eine Kontraindikation für eine erhöhte Kalziumzufuhr besteht bei Hyperkalzämie. Normal- bzw. Idealgewichtigen sowie älteren Patienten ist von Reduktionsdiäten abzuraten (Vorsicht: negative Kalziumbilanz).
- Entgegen der häufigen Empfehlung, phosphorreiche Lebensmittel zu meiden, konnten wissenschaftlich überzeugende Beweise, daß eine überhöhte Phosphoraufnahme die Knochenhomöostase negativ beeinflußt, beim Menschen bisher nicht erbracht werden.
- Reich an Vitamin D sind lediglich bestimmte Fischarten wie Lachs, Hering, Sardine, Thunfisch und Heilbutt. In der Regel ist die kutane Vitamin-D-Synthese von entscheidender Bedeutung für die Versorgungslage mit Vitamin D.
- Generell ist ein BMI <22–24 kg/m² mit einer geringeren Knochendichte als ein BMI >26–28 kg/m² assoziiert (vgl. Kap. 4.1). Falls Risikofaktoren für andere ernährungsabhängige Erkrankungen nicht vorliegen (z. B. gestörte Glukosetoleranz, Hypertonie, Hyperurikämie usw.) kann ein BMI bis zu 27–28 kg/m² akzeptiert werden.

Bewegungstherapie

Die Optimierung der Ernährung sollte stets in Kombination mit einer adäquaten Belastung des Skeletts durch Bewegung sowie einer Optimierung der hormonellen Situation einhergehen, d. h. Östrogen-Gestagen-Substitution bei jungen Frauen mit Amenorrhö (z. B. bei Anorexia nervosa) sowie bei postmenopausalen Frauen.

Bei einer manifesten Osteoporose wird die Diätetik als begleitende Maßnahme angesehen.

Empfehlungen für die Ernährungsberatung

1. Kalziumreiche Ernährung mit 1.200–1.500 mg Kalzium pro Tag. Vorzugsweise Milch und Milchprodukte; die beste Nährstoffdichte für Kalzium findet sich in fettreduzierten Produkten. Bevorzugt kalziumreiches Gemüse (Fenchel, Grünkohl, Brokkoli) verzehren. Kalziumreiche Getränke bevorzugen wie beispielsweise kalziumreiches Mineralwasser. Als kalziumreich darf ein Mineralwasser bezeichnet werden, wenn es mehr als 150 mg Kalzium pro Liter enthält.
2. Speisen mit Magermilchpulver anreichern.
3. Weitestgehend auf oxalsäurereiche Lebensmittel (Rhabarber, Spinat) verzichten.
4. Ausreichende Bewegung, möglichst im Freien. Bei manifester Osteoporose isometrische Spannungsübungen unter fachlicher Anleitung.

Literatur

Cooper KH (1990) Ratgeber Osteoporose. Das Präventiv-Programm: Gezielt vorbeugen und konsequent behandeln. Mosaik, München
Heaney RP, Barger-Lux J (1989) Calcium. Calciummangel beheben. Wie wir der Gefahr von Osteoporose entgehen können. BLV Verlagsgesellschaft, München
Lauritzen C, Minne HW (1990) Osteoporose. Wenn Knochen schwinden. Trias, Stuttgart

Kontaktadressen

Bundesselbsthilfeverband Osteoporose e. V., Kirchfeld 149, 40215 Düsseldorf (Tel.: 0211/319165). Selbsthilfegruppen existieren in über 60 Städten Deutschlands
Informationsbüro Knochengesundheit e. V., Postfach 1337, 51588 Nümbrecht

4.10
Tumorerkrankungen

Ernährungsziele

- Prävention und Behandlung der Malnutrition;
- der Gewichtsverlust sollte 5 % des Ausgangsgewichtes nicht überschreiten;
- Behandlung der mit einer Tumorerkrankung assoziierten Komplikationen (z. B. Cholestase).

Maßnahmenplanung

- Es ist sinnvoll, bei allen Tumorpatienten eine Ernährungsanamnese und ein Ernährungsprotokoll zu erheben. Da im Verlauf von Tumorerkrankungen sehr häufig Ernährungsprobleme (z. B. durch Anorexie bzw. während einer Chemo- bzw. Strahlentherapie) und Stoffwechselprobleme (z. B. hohe Lipidoxidation und damit verbundene Mobilisation der Fettdepots) auftreten, muß frühzeitig eine Ernährungsberatung des Patienten durchgeführt werden. Eine ernährungsmedizinische Beratung ist spätestens bei einem Gewichtsverlust von 5% des Ausgangsgewichtes innerhalb von 3 Monaten notwendig. Die Ernährungsberatung setzt ein Ernährungsprotokoll und die Kenntnis individueller Probleme (z. B. Geschmacksveränderungen, Präferenzen, Therapieschemata, Prognose der Erkrankung) der Patienten voraus. Bei zu geringer Nahrungsaufnahme können zunächst Supplemente (Formula-Diäten, in der Praxis werden max. 400 ml/Tag=400 kcal toleriert) gegeben, oder es kann bei entsprechender Indikation eine künstliche (vorzugsweise) enterale Ernährung durchgeführt werden. Die Ernährung bei Tumorpatienten dient dem Erhalt eines adäquaten Ernährungszustandes und ist keine Therapie der Tumorerkrankung selbst. Die Ernährungstherapie ist Teil der „supportiven" Tumortherapie, welche auch die Schmerztherapie, die psychologische und soziale Betreuung umfaßt. Bei Erfolglosigkeit der konservativen Ansätze sollte frühzeitig künstlich (vorzugsweise heimenteral) ernährt werden. Für den Erfolg einer intensivierten ernährungsmedizinischen Maßnahme ist es notwendig, diese frühzeitig zu beginnen. .Eine spezifische Diättherapie für Tumorpatienten gibt es nicht.

Die ärztliche Betreuung beinhaltet die Behandlung von Kau- und Schluckstörungen, Übelkeit, Erbrechen, Diarrhöen und abdominellen Beschwerden. Einen besonderen Stellenwert in der ärztlichen Betreuung hat die psychologische Führung, die Motivation des Patienten und ihrer Angehörigen.

Obsolet: Tumordiäten, Anabolika.

Empfehlungen für die Ernährungsberatung

1. Die Kost soll wohlschmeckend, abwechslungsreich, leicht verdaulich, vitamin- und mineralstoffreich sein. Es muß sich auch im Krankenhaus um eine „Wunschkost" handeln, d. h. die Speisenzusammensetzung richtet sich nach Appetit, Lebensmittelaversionen und -unverträglichkeiten, Würzvorlieben und individuellen Eßgewohnheiten des Patienten.

2. Die tägliche Energiezufuhr muß so ausgerichtet sein, daß Gewichtsverluste vermieden werden; regelmäßige Kontrollen der Nahrungsaufnahme und des Körpergewichtes sind erforderlich. Empfehlenswert sind häufige kleine Mahlzeiten sowie energie- und eiweißreiche Zwischenmahlzeiten (Mixgetränke). Auf eine ausreichende Flüssigkeitszufuhr ist zu achten.

3. Reicht die normale Ernährung nicht aus, um Gewichtsverluste zu vermeiden, so ist eine hochkalorische Zusatznahrung einzuplanen. Dies kann eine industriell hergestellte Fertignahrung, eine Sondenernährung oder eine parenterale Ernährung sein. Sie wird im Einzelfall vom Arzt verordnet und ist auf Rezept in Apotheken erhältlich.

4.11
Rheumatische Erkrankungen

Ernährungziele
- Linderung der Symptome,
- Erhalt oder Verbesserung des Ernährungszustandes.

Maßnahmenplanung
- Eine spezifische Ernährung für Rheumapatienten gibt es nicht!
- Ein Versuch mit einer (lakto)vegetabilen oder auch veganen Kost ist sinnvoll. Diese Kostformen zeigen in wissenschaftlich kontrollierten Studien Behandlungserfolge (i.e. Besserung der Symptome). Ein möglicher therapeutischer Effekt von ω-3-Fettsäuren ist beschrieben. Positive Einzelerfahrungen liegen mit Heilfasten vor. Laktovegetabile Kost mit der dadurch erzielten Verminderung der Arachidonsäurezufuhr sowie eine Hemmung der Eikosanoidbildung aus Arachidonsäure durch Fischölfettsäuren (Seefisch) sind geeignete Maßnahmen, die eine Verbesserung der Krankheitsbeschwerden bewirken können. Sie sind jedoch keinesfalls ein Ersatz für eine notwendige medikamentöse Behandlung, sondern stets als eine adjuvante Therapie zu betrachten.
- Die Möglichkeiten, mit antioxidativ wirksamen Vitaminen und Spurenelementen (z.B. Vitamin E, Selen) eine Besserung bei entzündlich rheumatischen Erkrankungen zu erzielen, sind noch nicht ausreichend untersucht. Von einer entsprechenden Selbstmedikation ist abzuraten.

Empfehlungen für die Ernährungsberatung
Bei Vorliegen einer primär chronischen Polyarthritis (PCP) sollte die Zufuhr von Arachidonsäure durch tierische Lebensmittel gesenkt werden (Vorsicht: Bildung von Entzündungsmediatoren). Hierzu ist eine überwiegend laktovegetabile Ernährungsweise günstig. Zwei Seefischmahlzeiten pro Woche (besonders Lachs, Makrele, Hering) liefern ω-3-Fettsäuren, die den Entzündungsprozeß hemmen. An den übrigen Tagen werden vegetarische/vegane Gerichte empfohlen.

Kontaktadressen/Selbsthilfegruppen
Deutsche Rheuma-Liga e. V., Bundesverband, Rheinallee 69, 53173 Bonn (Tel.: 0228/957500) Rheuma-Hilfswerk Deutschland e. V., Postfach 260, 36364 Bad Salzschlirf (Tel.: 06648/2080)

4.12
Lebensmittelallergien

Ernährungsziele
- Allergenvermeidung,
- Linderung der Beschwerden,
- Erhalt des Ernährungszustandes bzw. Vermeidung von Mangelzuständen aufgrund einseitiger oder begrenzter Lebensmittelauswahl.

Maßnahmenplanung
- Die Nahrung enthält eine Vielfalt von potentiell allergenen Stoffen. Doch ist die allergene Potenz der verschiedenen Lebensmittel unterschiedlich. Nahrungsmittelallergien treten häufig nach Exposition mit den folgenden Lebensmitteln auf: Fisch, Schalen- und Krustentiere, Hühnerei, Kuhmilch, Innereien, Sellerie, Fenchel, Karotten, Hülsenfrüchte, Äpfel, Kirschen, Soja, Nüsse und Samen. Personen mit einer Pollenallergie entwickeln häufig auch eine Allergie gegenüber Stein- und Kernobst sowie gegen Nüsse (Kreuzreaktion). Bei einer Allergie gebenüber Gräser- und Getreidepollen finden sich öfter auch allergische Reaktionen gegenüber Getreide und Hülsenfrüchte.
- Eine „Allergie-Diät" gibt es nicht. Die Behandlung einer Lebensmittelallergie liegt in der konsequenten Vermeidung des Allergens bzw. der Allergene. Häufig genügt es, den Konsum einzuschränken oder das betreffende Lebensmittel zu garen. Eine eindeutige Diagnosestellung durch den Allergologen kann im Einzelfall schwierig sein, doch ist sie unabdingbar für eine erfolgreiche Ernährungstherapie. Von den Lebensmittelallergien zu unterscheiden sind die sog. Pseudoallergien (z. B. durch manche Lebensmittelzusatzstoffe) oder Lebensmittelintoleranzen. Der Körper bildet hier, im Gegensatz zu den Allergien, keine spezifischen Antikörper.

Empfehlungen für die Ernährungsberatung
1. Eindeutige Abklärung durch den Facharzt oder in der Fachklinik (z. B. durch eine Eliminationsdiät).
2. Vermeidung einer aufwendigen Diagnostik durch den „Nicht-Spezialisten".
3. Das Allergen erkennen und ausschalten.
4. Abwechslungsreiche, vollwertige, dem Energie- und Nährstoffbedarf angepaßte Kost.
5. Durch kurzes Kochen (2–4 Minuten) oder Einfrieren (2–3 Wochen) verlieren Obst und Gemüse recht oft ihre allergene Potenz.
6. Auch bei Einnahme von Medikamenten ist Vorsicht geboten. Präparate auf Allergenfreiheit prüfen.

4.13
Refluxösophagitis, Hiatushernie

Ernährungsziele
- Verhinderung des Refluxes von Magensaft,
- Drosselung der Säureproduktion,
- Linderung der Beschwerden.

Maßnahmenplanung
Obsolet: Milch-, Schleim- und Suppenkost, Ulkusdiäten, organbezogene Schonkostformen.

Empfehlungen für die Ernährungsberatung
1. Viele kleine Mahlzeiten, keine Spätmahlzeiten.
2. Vorsicht bei Alkohol, Schokolade, hyperosmolaren Lösungen (z. B. Limonade).
3. Zu den Mahlzeiten nicht trinken.
4. Nachts: Oberkörperhochlage (30°).
5. Unspezifische Lebensmittelintoleranzen beachten. Lebensmittel, Speisen und Getränke, die nach persönlicher Erfahrung des Patienten Beschwerden verursachen, werden eliminiert. Dazu gehören blähende Gemüsesorten (Kohl, Hülsenfrüchte, Zwiebeln, Paprika, Gurken) – wobei Tiefkühlprodukte erfahrungsgemäß besser vertragen werden – sowie fettreiche Speisen, scharfe Gewürze und Gewürzsoßen, zucker- und fettreiche Backwaren, Bohnenkaffee und kohlensäurehaltige Getränke.
6. Vorhandenes Übergewicht abbauen.

4.14
Akute Gastroenteritis

Ernährungsziele
- Ausschaltung der auslösenden Noxe,
- Ausgleich der Elektrolyt- und Wasserverluste.

Maßnahmenplanung (bei Diarrhö)
- Steigerung der Elektrolyt- und Wasserresorption,
- möglicherweise Elimination von Toxinen durch Pektin.

Empfehlungen für die Ernährungsberatung
1. Kurzfristige Nahrungskarenz über 1–2 Tage ist einzuhalten.
2. Flüssigkeitszufuhr sollte in Form von ungesüßtem Tee (evtl. mit Zusatz von

Kochsalz) etwa 2–3l betragen; außerdem „stilles", kochsalzreiches Mineralwasser. Zu bevorzugen sind gerbsäurereiche Teesorten wie z.B. schwarzer oder grüner Tee. Es können aber auch Mate, Pfefferminz, Kamille usw. verwendet werden.

3. Bei ausgedehnten Flüssigkeitsverlusten werden zum Ausgleich Glukose-Elektrolytlösungen (WHO-Lösung Elotrans®, für Kinder Oralpädon®) angeboten, welche Glukose und Natrium im Verhältnis 1:1 enthalten.

4. *Beispiele für Hausrezepte:* 1 l Limonade und Wasser 1:1 gemischt + 2/3 Menge einer Tüte Salzstangen oder: Saft einer Orange + 1 l Wasser + 3 g Kochsalz + 8–10 Teelöffel Zucker. Die Zugabe von Natron (Backpulver) verbessert die Resorption von Natrium, Elektrolyten und Wasser.

Rohapfeldiät: 250–300 g mit der Schale geriebene Äpfel pro Mahlzeit, 5- bis 6mal täglich. Alternative: Apfelpulver.

Karottensuppe: 1/2 kg Möhren in Wasser garen, pürieren, auf 1 l Flüssigkeitsmenge auffüllen, 3 g Kochsalz zufügen. Alternative: Karottenpulver.

Johannisbrotkernmehl hat aufgrund seines Pektingehaltes den gleichen Effekt wie Apfel und Möhre. Als diätetisches Lebensmittel ist es u.a. unter der Bezeichnung Arabon® im Handel. Auch getrocknete Heidelbeeren und Rotweinsuppe mit Sago wirken sich positiv aus.

5. Colagetränke sind nicht zu empfehlen, da das darin enthaltene Koffein die Darmperistaltik anregt.

4.15
Morbus Crohn

Ernährungsziele
- Ausgleich von Fehlernährung,
- Verlängerung von rezidivfreien Phasen.

Maßnahmenplanung
- Bei manifester Malnutrition ist eine langfristige hyperkalorische Ernährung mit einer Formula-Diät (vorzugsweise: nährstoffdefinierte Diät) notwendig.
- Eine Substitution der fettlöslichen Vitamine sowie von Vitamin B_{12} und Folsäure kann im Verlauf der Erkrankung bzw. aufgrund ihrer Komplikationen (z.B. Fistel) notwendig werden. 70% der Patienten haben Zeichen eines Nährstoffmangels.
- In einer kontrollierten Studie ist die Gabe von Fischöl (entsprechend 2,7 g ω-3-Fettsäuren) in speziell enterisch kapsulierter Form wirksam.
- Bei schweren und intraktablen Verlaufsformen ist der Versuch eines Kostaufbaus nach Durchführung einer Eliminationsdiät gerechtfertigt.

■ Bei Morbus Crohn des Dünndarms und Befall des Ileums sollten pragmatisch Zink (als Zinkhistidin) und fettlösliche Vitamine substituiert werden.

■ Häufig kommen Oxalsäuresteine vor (vgl. Kap. 4.24). Bei Behandlung mit Sulfasalazin (Azulfidine^R) muß Folsäure substituiert werden. Eine Wechselwirkung besteht zwischen Steroiden, Kalzium, Cholestyramin und fettlöslichen Vitaminen. Der akute Schub des Morbus Crohn wird in der Regel klinisch behandelt. Neben der medizinischen Therapie ist in der Regel eine vorübergehende enterale oder parenterale Ernährung angezeigt. Enterale und parenterale Ernährung erscheinen in bezug auf ihre mögliche therapeutische Wirksamkeit vergleichbar.

■ Obsolet: Zuckerarme Ernährung; „Crohn-Diät".

Empfehlungen für die Ernährungsberatung

1. Für alle Patienten gilt: keine spezielle Diät!
2. Mögliche diätetische Maßnahmen in Abhängigkeit von individuellen Komplikationen und Problemen (z. B. ballaststoffarme Kost bei hoch sitzenden Fisteln oder Stenosen).
3. Im Einzelfall kann es sinnvoll sein, die Verträglichkeit von Lebensmitteln austesten. Beschwerden verursachen häufig: Weizen, Milch, Milchprodukte, Hefe, Eier, Tomaten.
4. Bei Malnutrition: Differenzierte Untersuchung des Ernährungszustandes und konsequente Kompensation des Problems (besonders wichtig bei Kindern und Jugendlichen).

Kontaktadressen

Deutsche Morbus Crohn/Colitis ulcerosa-Vereinigung (DCCV) e. V.;
Bundesgeschäftsstelle, Paracelsusstr. 15, 51375 Leverkusen (Tel.: 0214/8760780,
Fax: 0214/8760888)

4.16
Colitis ulcerosa

Ernährungsziele
■ Ausgleich der Fehlernährung,
■ Therapie der Colitis ulcerosa.

Maßnahmenplanung

In besonders heftigen Entzündungsphasen (z. B. bei einem toxische Megacolon) ist eine parenterale Ernährung erforderlich. Behandlung der akuten Phase in der Klinik. Sie beinhaltet einen vollständigen Kostaufbau. Bei Beschwerden ist eine ballaststoffarme Kost angezeigt. Bei gleichzeitig neben der Colitis ulcerosa bestehender primärer sklerosierender Cholangitis und Cholestase ist bei Nachweis der Steatorrhoe eine Therapie mit MCT-Fetten (vgl. Kap. 4.22) sowie die Gabe von fettlöslichen Vitaminen indiziert. Bei der Behandlung mit Sulfasalazin muß Folsäure substituiert werden. In kontrollierten Studien ist die Gabe von Fischöl (entsprechend 2,7 g w-3-Fettsäuren) wirksam. Eine topische Behandlung (= Klysma) mit kurzkettigen Fettsäuren (2mal pro Tag mit 50 ml einer Spüllösung folgenden Inhaltes spülen: 60 mmol/l Natriumacetat, 30 mmol/l Natriumpropionat, 40 mmol/l Natriumbutyrat, 20 mmol/l Natriumchlorid) ist bei distaler Colitis (Rectosigmoiditis) wirksam und auch pathophysiologisch gesichert. Die Weitervermittlung an eine Selbsthilfegruppe kann dem Patienten eine wichtige Unterstützung sein.

Empfehlungen für die Ernährungsberatung

1. Basis der Ernährung ist die leichte Vollkost mit normalem Ballaststoffanteil unter Berücksichtigung weiterer individueller Unverträglichkeiten.
2. Auf ausreichende Energie- und Nährstoffzufuhr sollte geachtet werden.
3. Im Einzelfall kann ausgetestet werden, ob die Elimination von Milch zu einer Verbesserung der Symptomatik führt.
4. Eine spezielle „Colitis-Diät" gibt es nicht.

Kontaktadressen

Deutsche Morbus Crohn/Colitis ulcerosa-Vereinigung (DCCV) e. V., Bundesgeschäftsstelle, Paracelsusstr. 15, 51375 Leverkusen (Tel.: 0214/8760780, Fax: 0214/8760888)

4.17
Meteorismus/Flatulenz

Maßnahmenplanung

Es sollte nach Laxantienabusus „gefahndet" werden.

Empfehlungen für die Ernährungsberatung

1. Leichte Vollkost.
2. Als besonders blähend gelten ballaststoffreiche Lebensmittel wie z.B. Hülsenfrüchte, Kohlarten und kohlensäurehaltige Getränke.
3. Vermehrte und regelmäßige Bewegung.

4.18
Obstipation

Ernährungsziele

■ Steigerung der Stuhlfrequenz: mindestens 3mal pro Woche Stuhlgang (weich geformt),

■ Linderung der Beschwerden.

Maßnahmenplanung

Eine etwa zweiwöchige Adaption an eine ballaststoffreiche Ernährung muß einkalkuliert werden! Der Patient sollte über die „Nebenwirkungen" einer ballaststoffreichen Ernährung aufgeklärt werden, wie z.B. Blähungen oder Völlegefühl. Vor exzessiver Kleiezufuhr wird gewarnt!

Empfehlungen für die Ernährungsberatung

1. Abführmittel sollten langsam abgesetzt und der Ballaststoffanteil in der Ernährung allmählich erhöht werden.

2. Gezielte Auswahl ballaststoffreicher Lebensmittel in Form von Vollkornprodukten, rohem Obst und rohem Gemüse/Salat. Evtl. zusätzliche Gabe von Kleie, individuell von 15–40 g (1 Eßlöffel=5 g) angegeben. Die notwendige zusätzliche Flüssigkeitsmenge beträgt etwa 125–150 ml pro Eßlöffel Kleie.

3. Flüssigkeitszufuhr von >2 l/Tag ist notwendig.

4. Steigerung der körperlichen Aktivität.

5. Konditionierung (z.B. heiße Getränke nach dem Aufstehen, keine Unterdrückung des Stuhlganges).

6. Förderlich zur Behebung der Obstipation sind Sauermilchprodukte (Joghurt, Buttermilch, Kefir), Leinsamen und getrocknete Pflaumen.

4.19
Fettleber/Leberzirrhose

Ernährungsziele

■ Rückbildung der Steatose,

■ Verhinderung des Überganges zur Leberzirrhose,

■ Prävention oder Behandlung der Malnutrition,

■ Behandlung von Aszites und Enzephalopathie.

Maßnahmenplanung

■ Bei Fettleber: Alkoholkarenz, bei Übergewicht: Reduktionsdiät.

■ Die Ernährung eines Patienten mit Leberzirrhose entspricht der mit leichter Vollkost. Eine Einschränkung oder qualitative Veränderung von Nahrungseiweiß sowie Aminosäuren-Supplementen ist nur bei klinischen Zeichen der Enzephalopathie oder nachgewiesener Hyperammonämie notwendig.

▪ Nur bei Enzephalopathie oder Hyperammonämie: Umstellung auf eine laktovegetabile Ernährung (tägliche Eiweißzufuhr: 0,8 g Eiweiß/kg KG). In fortgeschrittenen Fällen erfolgt eine vorübergehende Eiweißrestriktion auf täglich 0,4 g Eiweiß/kg KG mit einer möglichen Substitution von verzweigtkettigen Aminosäuren. Ziel ist eine isonitrogene Ernährung (täglich 0,8 g Eiweiß/kg KG). Bei Malnutrition muß die Proteinzufuhr zum Erreichen eines anabolen Effekts auf täglich 1,2 g/kg KG erhöht werden. Für das Krankheitsbild gilt, daß die katabole Stoffwechsellage per se Auslöser der Enzephalopathie ist. Eine gleichzeitige (medikamentöse) Behandlung zur Veränderung der Darmflora und damit Verminderung der intestinalen Ammoniaksynthese ist notwendig (Laktulose, ausreichende Dosierung beachten!). Bei Aszites und ausreichender Nierenfunktion (Urin-Natrium-Ausscheidung >25 mmol/I) sind eine Kochsalzrestriktion (3,0 g NaCl/Tag) und eine Flüssigkeitsrestriktion erforderlich. Dies gilt auch in Verbindung mit einer Diuretikabehandlung. Bei Cholestase muß abhängig vom Ausmaß der Steatorrhoe (>15 g Fett/Tag) ein Austausch von LCT- gegen MCT-Fette und eine Reduktion der Cholesterinzufuhr auf <300 mg/Tag vorgenommen, evtl. müssen auch fettlösliche Vitamine sowie Zink (als Zinkhistidin) substituiert werden. Die Gabe von Zink ist in vielen Fällen auch wirksam im Hinblick auf eine Verbesserung der enzephalopathischen Symptome.

▪ Aufgrund der bei Leberzirrhose verminderten Energiespeicher (z. B. niedriges Leberglykogen) sollten Hungerphasen vermieden und unbedingt eine Spätmahlzeit eingenommen werden. Körperliche Belastungen sind gleichzeitig zu begrenzen.

▪ Kohlenhydrat-Intoleranz besteht bei Diabetes mellitus Typ 2 (40% der Patienten haben eine diabetische Stoffwechsellage).

▪ Obsolet: Kohlenhydratreiche Ernährung, eiweißreiche Ernährung, Ernährungsweise nach Kalk, alle Leberschutzdiäten.

Empfehlungen für die Ernährungsberatung
1. Alkoholische Fettleber: strikte Alkoholkarenz.
2. Diabetische Fettleber: Behandlung der Grunderkrankung.
3. Alimentäre Fettleber: Übergewicht reduzieren.
4. Malnutrition: adäquate und ausgewogene Ernährung, Vermeidung von Hungerphasen, bei ausgeprägter Malnutrition und schweren Krankheitsphasen frühzeitig künstlich ernähren.
5. Enzephalopathie: laktovegetabile Ernährung, vorübergehende Eiweißre-

striktion auf täglich 0,4 g Eiweiß/kg KG unter Substitution von verzweigtkettigen Aminosäuren, Behandlung der die portosystemische Enzephalopathie auslösenden Ursachen (z.B. ausreichende Darmdekontamination) Stabilisierung des Krankheitsbildes, Ausgleich der Flüssigkeits- und Stoffwechselhomöostase, möglichst schneller Kostaufbau mit natürlichem Protein auf täglich 0,8 g Eiweiß/kg KG, bedarfsdeckende Ernährung, evtl. Gabe von Zinkhistidin (15–45 mg/Tag).

6. Aszites: Kochsalz- (3 g NaCl/Tag) und Flüssigkeitsrestriktion (1 l/Tag, nach Bilanz).

7. Cholestase: abhängig vom Ausmaß der Steatorrhoe (>15 g Fett/Tag) ein Austausch von LCT- gegen MCT-Fette und Reduktion der Cholesterinzufuhr auf <300 mg/Tag.

8. Kohlenhydratintoleranz: Vorsicht bei medikamentöser Behandlung mit Sulfonylharnstoffen, Metformin oder Insulin; eine kausale Behandlung besteht in der Verbesserung des Ernährungszustandes und einer verbesserten Hämodynamik.

4.20
Cholezystolithiasis

Ernährungsziele

Prävention der erneuten Gallensteinbildung.

Zur Vermeidung einer erneuten Steinbildung ist eine konsequente fettarme (30% der Energie), cholesterinarme (<300 mg/Tag) und ballaststoffreiche (>30 g/Tag) Ernährung angezeigt.

Bei Übergewicht (BMI >40 kg/m^2) und während drastischer Reduktionsdiäten ist eine medikamentöse Behandlung mit Ursodesoxycholsäure (10 mg/kg KG) zur Prävention der Gallensteinbildung zu erwägen.

Empfehlungen für die Ernährungsberatung
1. Leichte Vollkost.
2. Obsolet: Galle-Schonkost.

4.21
Akute Pankreatitis

Ernährungsziele
- Absolute Ruhigstellung und Schonung des exokrinen Pankreas.
- Klinische Behandlung mit vollständiger oraler Nahrungskarenz (künstliche Ernährung).

Maßnahmenplanung
- Vollständige parenterale Ernährung.
- Keine speziellen diätetischen Maßnahmen nach Abschluß des Kostaufbaus erforderlich.
- Bei Pankreasinsuffizienz: spezielle diätetische Maßnahmen, z. B. Verwendung von MCT-Fetten (vgl. Kap. 4.22).
- Obsolet: streng fettarme Kost.

Empfehlungen für die Ernährungsberatung
1. Vorübergehend künstliche Ernährung.
2. Stufenweiser Kostaufbau.
3 Leichte Vollkost, strikte Alkoholkarenz.

4.22
Exokrine Pankreasinsuffizienz

Ernährungsziele
- Erhalt eines adäquaten Ernährungszustandes,
- Vermeidung von Mangelerscheinungen,
- Kompensation der Maldigestion.

Maßnahmenplanung
- Ausreichende Enzymsubstitution (Stuhlfrequenz < 3/Tag, Stuhlfettausscheidung < 15 g/Tag).
- Energiebedarfsdeckende, individuell konzipierte leichte Vollkost.
- Durch adäquate Substitution von Pankreasfermenten ist eine fettarme Ernährung in der Regel zu vermeiden.

Kann mit dieser Maßnahme keine optimale Kompensation erzielt werden (etwa 30% der Patienten zeigen trotz maximaler Substitution mit Fermenten eine signifikante Steatorrhoe), sind – auch zur Sicherstellung der Energiezufuhr – MCT-Fette erforderlich. Bei Verwendung von MCT-Fett sind zur Deckung des Bedarfs an mehrfach ungesättigten Fettsäuren (Linolsäure) zusätzlich etwa 15 g Öl/Tag von einem entsprechenden Fett (z. B. Maiskeim-, Sonnenblumenöl) erforderlich (s. Produktinformation).

Empfehlungen für die Ernährungsberatung
1. Basis: leichte Vollkost.
2. Mehrere kleine Mahlzeiten.
3. Individuelle Unverträglichkeiten austesten.
4. Bei Nachweis von Steatorrhoe auch unter Enzymsubstitution MCT-Fettaustausch versuchen.

Produktinformation
Grüne Liste; Hrsg.: Diätverband; Postfach 1255; 61282 Bad Homburg v. d. H. (Tel.: 06172/3301415; Fax: 06172/38847)

4.23
Pankreatektomie

Ernährungsziele
▪ Behandlung der endokrinen und exokrinen Pankreasinsuffizienz unter Berücksichtigung der OP-bedingten Veränderungen des Gastrointestinaltraktes,
▪ Erhalt eines adäquaten Ernährungszustandes.

Maßnahmenplanung
▪ Die Energiezufuhr richtet sich nach dem Gewichtsverlauf des Patienten. Leicht resorbierbare Kohlenhydrate sind zu meiden, langsam resorbierbare Kohlenhydrate zu bevorzugen.

Die Substitution von Pankreasfermenten und MCT-Fetten richtet sich nach dem Ausmaß der exokrinen Pankreasinsuffizienz bzw. der Steatorrhoe (>15 g Stuhlfett/Tag) (vgl. Kap. 4.22).

▪ Die Substitution fettlöslicher Vitamine, von Vitamin B_{12}, Kalzium, Magnesium und Eisen kann aufgrund der Malassimilation erforderlich werden.

▪ Die diätetischen Maßnahmen sind abhängig vom Resektionsabschnitt des Pankreas.

Empfehlungen für die Ernährungsberatung
1. Basis der Ernährung ist die leichte Vollkost.
2. Zur Fettmodifikation können MCT-Fette eingesetzt werden (vgl. Kap. 4.22).
3. Bei diabetischer Stoffwechsellage ist die Einhaltung einer Diät wie bei einem Patienten mit Diabetes mellitus vom Typ 1 erforderlich.
4. Verteilung der Nahrungszufuhr auf viele kleine Mahlzeiten.

5. Auf eine ausreichende Energie- und Nährstoffzufuhr ist zu achten.
6. Bei der Einnahme von Pankreasenzymen in Granulatform muß zu den
Mahlzeiten Flüssigkeit getrunken werden.

Kontaktadressen
Selbsthilfegruppe: „Arbeitskreis der Pankreatektomierten" (ADP) e. V.,
Krefelder Str. 52, 41539 Dormagen, (Tel.: 02133/42329, Fax: 02133/42691)

4.24
Dünndarmresektion/Kurzdarmsyndrom

Ernährungsziele
- Verhinderung der mit der Malabsorption verbundenen Komplikationen.
- Die diätetischen Maßnahmen sind auf den Umfang der Resektion und die sich daraus ergebenden Resorptionsstörungen abzustimmen.

Maßnahmenplanung
- Diättherapie nach Kostaufbau in der Klinik.
- Die spezifische Modifikation ist abhängig vom Ausmaß der Dünndarmresektion und der verbliebenen Dünndarmlänge. Unterhalb einer Dünndarmlänge von 50 cm muß heimparenteral über ein Verweilkathetersystem (Hickman- oder Broviac-Katheter oder Portsystem) ernährt werden.
- Substitution der fettlöslichen Vitamine A, D, E und Vitamin B_{12}.
- Eine Substitution von Spurenelementen ist nur bei nachgewiesenem Mangelzustand notwendig.

Empfehlungen für die Ernährungsberatung
1. Hochkalorische Ernährung mit normalem Ballaststoffanteil.
2. Basis: leichte Vollkost unter Berücksichtigung individueller Unverträglichkeiten.
3. Viele kleine Mahlzeiten über den Tag verteilt.
4. Bei Nachweis einer Steatorrhoe >15 g Fett/Tag, evtl. Einsatz von MCT-Fetten (vgl. Kap. 4.22).
5. Eventuell laktosearme Ernährung; oxalsäurereiche Lebensmittel meiden, z.B. Rhabarber, Spinat, Kakao.
6. Eventuell Zusatz von nährstoffdefinierten Formeldiäten.

4.25
Ileostomie/Kolostomie

Ernährungsziele
■ Erreichen eines nicht voluminösen, dünnbreiigen, das Stoma nicht mazerierenden Stuhles.

Innerhalb der ersten 8 Wochen nach Anlage des Stomas ballaststoffarme Ernährung.

■ Ausgleich erhöhter Elektrolytverluste.

Maßnahmenplanung
■ Ausgewogene, dem Nährstoff- und Flüssigkeitsbedarf des Patienten entsprechende Kost. Der Ballaststoffanteil in der Nahrung ist je nach individueller Verträglichkeit, Symptomen, Art des Stomas und Alter des Stomas auszurichten.

Eine mögliche Substitution von Vitaminen ist je nach Höhe des Stomas erforderlich.

Empfehlungen für die Ernährungsberatung
1. Eine spezielle Diät ist nicht erforderlich. Mit Hilfe eines Ernährungsprotokolls sollten individuelle Unverträglichkeiten eruiert werden.
2. Weniger gut vertragen werden häufig: Hülsenfrüchte, Sauerkraut, Buttermilch, Kohlgemüse, Pflaumen, Apfelsinen, kohlensäurehaltige Getränke, Bier, Wein.
3. Im Einzelfall führt auch Milchzucker zu Beschwerden.
4. Der Ileostomaträger muß inbesondere auf eine ausreichende Kochsalzzufuhr von 6–9 g NaCl/Tag achten. Die Gefahr einer Stomablockade besteht durch grobfaserige und schlecht gekaute Lebensmittel wie Champignons, Spargel, Popcorn, Apfelsinen, Kerngehäuse von Apfel/Birne und zähes Fleisch.

Kontaktadressen
Selbsthilfegruppen: Deutsche Ileostomie-Colostomie-Urostomie-Vereinigung (ILCO), Kepserstr. 50, 85356 Freising (Tel.: 08161/84909)

4.26
Zustand nach Magenresektion/Dumpingsyndrom

Ernährungsziele
■ Bei Frühdumping: Verhinderung der Hypovolämie und des Blutdruckabfalles.

■ Bei Spätdumping: Vermeidung von Hypoglykämie bei überschießender Insulinproduktion.

■ Vermeidung der Malnutrition.

Maßnahmenplanung

■ Komplexe Kohlenhydrate anstelle von niedermolekularen (Mono- und Disacchariden) Kohlenhydraten.

Bei Malabsorption ist die Substitution von Vitamin B_{12}, Folsäure, Vitamin D, Kalzium und Eisen notwendig.

■ Bis zu 80% aller Magenresezierten haben Untergewicht. Supplemente mit ballaststoff- und pectinreichen Formeldiäten (max. 400 ml/Tag) werden toleriert. Mehr als 50% der Patienten haben eine Laktoseintoleranz (vgl. Kap. 4.8).

Empfehlungen für die Ernährungsberatung

1. Leichte Vollkost. Zucker und Zuckeraustauschstoffe sind zu meiden.
2. Zusätzlich Verabreichung von Guar und Pektin. Verteilung der Nahrungszufuhr auf 6–8 kleine Mahlzeiten. Eiweißkonzentrate und ergänzende Formeldiäten (max. 400 ml/Tag) sind geeignet, MCT-Fette nur bei nachgewiesener Steatorrhoe (vgl. Kap. 4.22).
3. Flüssigkeiten sollten nicht zu, sondern zwischen den Mahlzeiten (11/2 Stunden vor der nächsten Mahlzeit) getrunken werden.
4. Sind die Symptome des Dumpingsyndroms stark ausgeprägt, kann das Essen im Liegen zur Verringerung der Beschwerden beitragen.
5. Einhaltung fester Essenszeiten. Blähende Lebensmittel meiden; sie verursachen Völlegefühl und wirken sich zusätzlich negativ auf die gestörte Appetit- und Sättigungsregulation aus.
6. Obsolet: Säuregabe.

4.27
Akutes Nierenversagen

Ernährungsziele

■ Begrenzung der Azotämie,
■ Vermeidung einer katabolen Stoffwechsellage,
■ Erhalt der Flüssigkeits- und Elektrolythomöostase.

Maßnahmenplanung

- Flüssigkeitsbilanzierung,
- Dialyse,
- evtl. künstliche Ernährung.

Empfehlungen für die Ernährungsberatung

1. Als Dauerkost ist leichte Vollkost anzustreben.
2. Zucker und Zuckeraustauschstoffe sollten möglichst vermieden werden.
3. Eventuell können MCT-Fette eingesetzt werden (vgl. Kap. 4.22).
4. Mehrere über den Tag verteilte Mahlzeiten einnehmen.
5. Zu beachten ist eine eventuelle Laktoseintoleranz.

4.28
Chronische Niereninsuffizienz

Ernährungsziele

- Erhalt der Nierenfunktion bzw. Verlangsamung der Progredienz der Grundkrankheit, Vermeidung der glomerulären Hyperfiltration,
- ausgeglichene Flüssigkeitsbilanz,
- Vermeidung der Elektrolytentgleisung,
- Senkung der Blutdruckwerte,
- Erhalt des Ernährungszustandes und des Körpereiweißbestandes,
- Vermeiden einer renalen Osteopathie bzw. eines sekundären Hyperparathyreoidismus,
- Vermeiden von Aminosäureimbalancen.

Maßnahmenplanung

- Einhalten einer Eiweißempfehlung von täglich 0,8 g Eiweiß/kg KG. Protein- und phosphat-definierte hochkalorische Diät, die den Bedarf an essentiellen Aminosäuren durch Zufuhr biologisch hochwertiger Eiweiße deckt. Kalium- und natriumarm. Der Albuminabbau ist unter dieser Eiweißzufuhr deutlich niedriger; die Reduktion der Albuminsynthese ist nur unwesentlich geringer als bei höherer Eiweißzufuhr. Hohe Eiweißzufuhr bedeutet auch eine hohe Proteinurie bei gleichzeitig stärkerem Fortschreiten der Nierenerkrankung.

  Eine Beschränkung der Kochsalzzufuhr ist abhängig vom Hypertonus bzw. dem Bestehen von Ödemen. Die Energiezufuhr sollte täglich 30–35 kcal/kg KG betragen. Bei Hypertonus ist eine Kochsalzbeschränkung auf <6 g bzw. 3 g NaCl/Tag notwendig.
- Bei zunehmend eingeschränkter Nierenfunktion (Kreatininclearance <60

ml/min): Eiweißreduktion auf täglich 0,6 g Eiweiß/kg KG bei ausreichender Kalorienzufuhr. Bei einer Kreatininclearance <20 ml/min wird täglich 0,4 g Eiweiß/kg KG gegeben. Diese strenge Reduktion bedarf einer Supplementierung von essentiellen Aminosäuren bzw. Ketoanalogen.

■ Die Kaliumbeschränkung beträgt <1.000 mg/Tag. Sie ist nur bei oligurischen Patienten notwendig, wenn der Serumkaliumspiegel ansteigt.

■ Die Phosphatbeschränkung ist auf <1.000 mg/Tag festzulegen.

■ Die Kalziumzufuhr sollte 1.000–1.500 mg/Tag betragen und bedarf einer Supplementierung durch Medikamente.

■ Flüssigkeitszufuhr nach Bilanz.

■ Die Indikation für eine Dialysebehandlung liegt unterhalb einer glomerulären Filtrationsrate von 10 ml/min bzw. einem Serumkreatininspiegel von 700 mmol/I (10–12 mg/dl), da eine alleinige diätetische Therapie dann nicht mehr sinnvoll ist.

■ Nebenwirkungen der diätetischen Versorgung bei chronischer Niereninsuffizienz sind Malnutrition (zu geringe Energiezufuhr, zu starke Proteinrestriktion, Mangel an essentiellen Aminosäuren – speziell Histidin), Vitaminmangel, Kalziummangel, Verschlechterung einer bestehenden Hyperlipidämie sowie (heute jedoch eher selten) Eisenmangel (Erythropoetingaben).

Empfehlungen für die Ernährungsberatung
„Kartoffel-Ei-Diät" oder „Schwedendiät".

4.29
Hämodialyse

Ernährungsziele
■ Erhalt des Ernährungszustandes,
■ Substitution möglicher Dialyseverluste,
■ kontrollierte Flüssigkeitszufuhr.

Maßnahmenplanung
■ Vollwertige Ernährung mit einer Eiweißzufuhr von täglich 1,0 g Eiweiß/kg KG (an Dialysetagen täglich 1,2 g Eiweiß/kg KG). Die Natriumeinschränkung ist abhängig vom Vorliegen einer Hypertonie und einer Ödembildung.

■ Kaliumzufuhr <2.000 mg/Tag, Phosphorzufuhr <1.000 mg/Tag.

■ Die Gesamtflüssigkeitszufuhr muß auf 500 ml plus evtl. bestehender Restdiurese beschränkt werden.

■ Die Kalziumzufuhr sollte zwischen 1.000 und 1.500 mg/Tag liegen. Eine Vitamin-D-Gabe erfolgt in Form von 1,25 Dihydroxicholecalciferol.

- Die wasserlöslichen Vitamine müssen als Medikament gegeben werden.

4.30
Nierentransplantation

Ernährungsziele
- Erhalt des Ernährungszustandes,
- Behandlung der medikamentös induzierten Stoffwechselveränderung.

Maßnahmenplanung
- Die vor der Organtransplantation notwendigen diätetischen Maßnahmen werden nach erfolgreicher Transplantation überflüssig.
- Zur Verhinderung des steroidinduzierten Eiweißkatabolismus sollte die tägliche Eiweißzufuhr >1g Eiweiß/kg KG sein. Bei Hypertonus (Cyclosporin) sollte die Kochsalzzufuhr auf <6 g/Tag reduziert werden.
- Zur Vermeidung einer steroidinduzierten Osteoporose ist ein Kalziumsupplement von 1.000 mg/Tag notwendig.
- Die bei Patienten mit Organtransplantation beobachteten und diätetisch relevanten Störungen sind wesentlich auf die immunsuppressive Behandlung (Steroide, Azathioprin, Cyclosporin) zurückzuführen.
- Die ernährungsmedizinische Versorgung bei Organabstoßung entspricht den Vorschriften bei eingeschränkter Nierenfunktion (vgl. Kap. 4.28).

4.31
Künstliche Ernährung

Ernährungsziele
- Prävention und Behandlung der bei schweren Erkrankungen auftretenden Malnutrition.
- Eine künstliche Ernährung ist indiziert, wenn ein Patient:
- nicht ausreichend essen oder verdauen kann (z.B. im Rahmen einer Chemotherapie),
- nicht essen will (z.B. bei Anorexie),
- nicht essen darf (z.B. präoperativ).

Maßnahmenplanung
- Eine enterale Ernährung kann über Sondensysteme (z.B. nasoduodenale Sonde) oder Stomata (z.B. perkutan endoskopische Gastrostomie=PEG bzw. Feinnadelkatheterjejunostomie=FKJ) durchgeführt werden.

Eine künstliche Ernährung wird stationär im Krankenhaus begonnen und kann als heimenterale und heimparenterale Ernährung fortgeführt werden.

Die Durchführung einer künstlichen Ernährung zu Hause ist nicht nur von der medizinischen Indikation, sondern auch von den sozialen Verhältnissen und dem Wunsch des Patienten abhängig. Die künstliche Ernährung außerhalb des Krankenhauses ist immer in Absprache mit einem spezialisierten Zentrum durchzuführen.

Eine künstliche Ernährung muß vollständig (d. h. bedarfsdeckend) sein.

Bei heimenteraler und heimparenteraler Ernährung muß eine strukturierte Schulung der Patienten bzw. ihrer Angehörigen erfolgen.

4.32
Zahnkaries
C. KÜPPER, D. HÖTZEL

Prävalenz

In der Bundesrepublik Deutschland gibt es keine gesetzlich verankerte, bevölkerungsweite Fluoridprophylaxe. Die Beeinträchtigung von Zahn- und Mundgesundheit durch Karies ist demzufolge nach wie vor ein wesentliches Problem der Zahnheilkunde. Nur 45 % der 8- bis 9-jährigen und 14 % der 13 bis 14-jährigen Kinder haben in Deutschland ein naturgesundes Gebiß.
Der Kostenaufwand für zahnärztliche Maßnahmen bei Zahnerkrankungen ist mit 20 Mrd. DM (1990) erheblich, wobei es sich im wesentlichen um Ausgaben für die Behandlung der Zahnkaries und ihrer Folgen handelt.

Ursache der Zahnkaries

Die Zahnfäule (caries dentium) beginnt oberflächlich durch einen Säureangriff auf den Zahnschmelz. Vier Faktoren sind dafür ausschlaggebend:

kariesanfällige Zähne,

Bakterien im Zahnbelag (Plaque), insbesondere Streptococcus mutans,

Saccharide und andere durch Mundbakterien vergärbare Kohlenhydrate aus der Nahrung,

Zeit (Dauer des Säureangriffs).

Je größer die Bakterienzahl in den Plaques, desto ausgeprägter der bakterielle Zucker-/Kohlenhydratabbau zu verschiedenen Säuren (Milch-, Propion-, Essig- und Buttersäure), der nachfolgende Säureangriff und die lokale Demineralisierung des Zahnschmelzes. Aus einer oberflächlichen Demineralisierung können sich sukzessive kariöse Zerstörungen von Schmelz und Zahnbein, ein Einbruch der Karies in das Zahnmark und letztlich ein eitriger Zerfall des Zahnmarks und ein Wurzelabzeß entwickeln. Wird jedoch der Demineralisationsvorgang (durch Zahnpflege und Fluoridwirkung) rechtzeitig (Zeitfaktor!) unterbrochen, kann der Zahnschmelz repariert werden.

Grundlagen einer effektiven Kariesprophylaxe

Eine effektive Prävention der Zahnkaries beruht auf der Kombination individueller Vorsorgemaßnahmen und regelmäßiger zahnärztlicher Behandlung.

Individualmaßnahmen

- Ernährung
- Einschränkung des Verzehrs gesüßter (z. B. Zusätze von Saccharose, Glukose) und natürlich süßschmeckender Lebensmittel in Menge, Häufigkeit und Dauer des Konsums; Vermeidung von am Zahn haftenden Lebensmitteln mit vergärbaren Kohlenhydraten (soweit möglich, jedenfalls aber von klebrigen Süßigkeiten u. ä.);
- kontinuierliche Zufuhr von Fluorid (Tabletten oder Speisesalz), Zufuhrmenge dem Lebensalter angepaßt (vgl. Kap. 11.2.4).
- Mundhygiene: Sorgfältige, regelmäßige (mehrmals täglich) und zahnmedizinisch richtige Zahnpflege; Fluoridzahnpaste im Vorschulalter mit 0,025% Fluorid; Fluoridspüllösung und -gelee erst ab dem 6. Lebensjahr.

Zahnärztliche Maßnahmen

Mundhygiene

- Anleitung zur geeigneten häuslichen Mundhygiene (Prophylaxehelfer!),
- professionelle Zahnreinigung und evtl. antibakterielle Maßnahmen, lokale Fluoridanwendung.

Fissurenversiegelung (Abb. 4.1)

Fluoridwirkung

Der kariesprotektive Effekt des Fluorids ist dann optimal, wenn sich Fluoridwirkungen geeigneter systemischer und lokaler Applikation ergänzen.

Systemische Wirkung

1. Präeruptiv durch Fluoridtabletten bzw. D-Fluoretten, d. h. Kombination von Rachitis- und Kariesprävention mit Vitamin D (vgl. Kap. 10.1) und Fluorid (vgl. Kap. 11.2.4)). Durch die Erhöhung des Fluorapatitanteils im Zahnschmelz wird die Widerstandsfähigkeit der Zähne gefördert.
2. Posteruptiv durch kontinuierliche Fluoridaufnahme (Tabletten, fluoridiertes Speisesalz) und die damit einhergehende Erhöhung des Speichelfluoridgehaltes. Dadurch wird:

- die Absorption von Mukoproteinen auf der Zahnoberfläche und damit die Anbindung der Plaque deutlich vermindert,

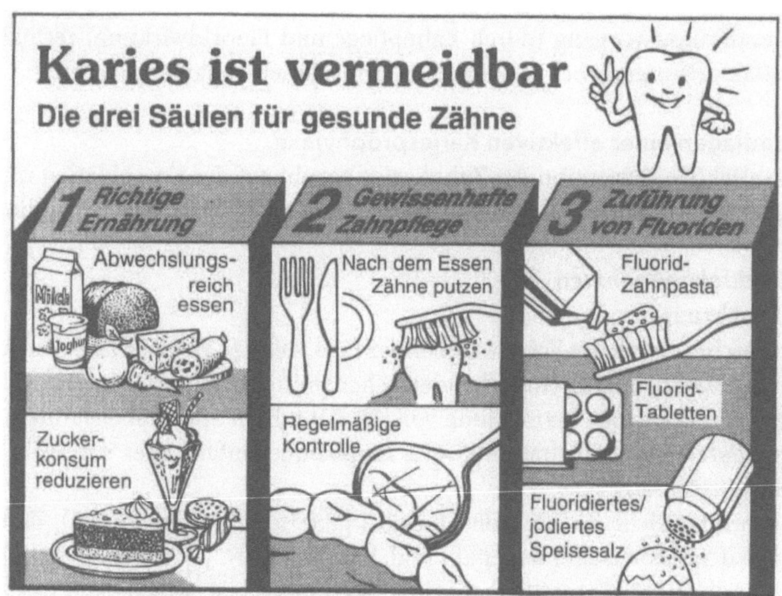

Abb. 4.1 Grundlagen der effektiven Kariesprophylaxe. (Grafik: Informationsstelle für Kariesprophylaxe, Deutscher Arbeitskreis für Zahnheilkunde, Groß-Gerau)

■ das Bakterien-ATPase-System geschädigt und eine Wachstumshemmung einzelner Mikroorganismen bzw. der Plaque bewirkt,

■ die Inhibierung der Enolase und damit der bakteriellen Glykolyse bewirkt,

■ die Diffusion von Fluorid in Läsionen gefördert.

Lokale Wirkung von häufigen, aber niedrigdosierten Fluoridpräparaten: Remineralisierung und Reparatur beginnender Läsionen.

Fluoridzufuhr

Eine Reihe von Ländern (in Europa z. B. die Schweiz, Frankreich, Schweden, Spanien, Ungarn) kann beeindruckende Erfolgsbilanzen hinsichtlich der Bekämpfung der Zahnkaries durch generelle Trinkwasser- bzw. Speisesalzfluoridierung vorweisen. Kollektive Fluoridierungsmaßnahmen gibt es in Deutschland nicht. Daher obliegt die kontinuierliche systemische Fluoridzufuhr – nach entsprechender ärztlicher Einweisung – dem Patienten selbst, bzw. sie liegt in der Verantwortung der Eltern.

Der Deutsche Arbeitskreis für Zahnheilkunde schlägt zwei alternative Konzepte vor (Abb. 4.2).

Wesentlich ist, daß *entweder* nach dem Konzept der Tabletten- *oder* dem der Speisesalzfluoridierung vorgegangen wird. Für die Beibehaltung der oralen

Empfehlungen zur kombinierten Kariesvorbeugung mit Fluoriden

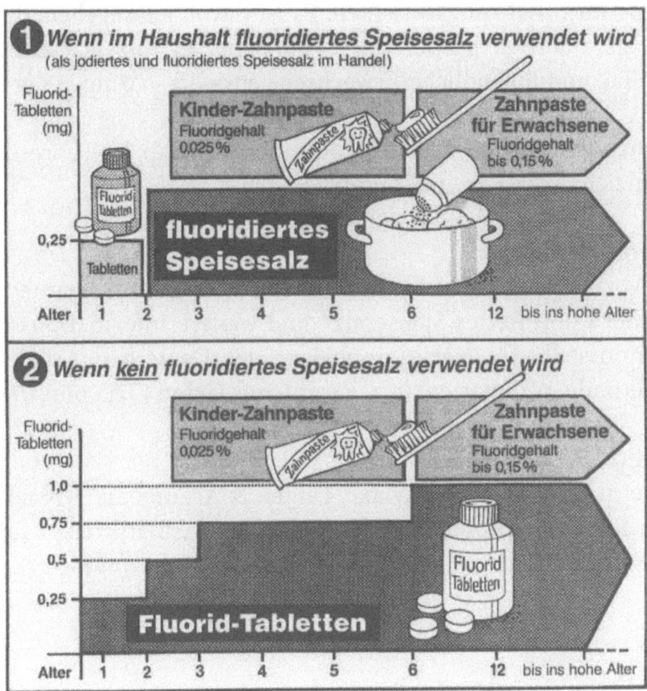

Abb. 4.2 Kariesprophylaxekonzept des Deutschen Arbeitskreises für Zahnheilkunde. (Grafik: Informationsstelle für Kariesprophylaxe, Deutscher Arbeitskreis für Zahnheilkunde, Groß-Gerau)

Fluoridzufuhr im Erwachsenenalter spricht neben der positiven Wirkung auf Zahn- und Mundgesundheit weiterhin der positive Effekt des Fluorids auf die Knochenstabilität (vgl. Kap. 4.9).

In Erweiterung dieses Konzeptes ist zu empfehlen, daß auf jodiertes und fluoridiertes Speisesalz zurückgegriffen wird. Damit wird gleichermaßen ein Beitrag zur Prävention des alimentären Jodmangels (vgl. Kap. 11.2.3) *und* der Zahnkaries geleistet. Entsprechende Produkte sind zumeist unter der Bezeichnung „Jodsalz mit Fluorid" erhältlich. Gesetzlich vorgeschrieben ist der Gehalt von 15–25 mg Jodat und 250 mg Fluorid pro Kilogramm Salz; auch in ausschließlich fluoridiertem Speisesalz sind 250 mg F/kg Salz enthalten.

Die WHO sieht die Speisesalzfluoridierung als eine Maßnahme an, die in der Wirksamkeit mit der Trinkwasserfluoridierung zu vergleichen ist. In Industrieländern ist die Effektivität der Speisesalzfluoridierung sogar höher zu bewerten, da der Trinkwasserverbrauch zu Ernährungszwecken rückläufig ist und wesentlichen inter-/intraindividuellen Schwankungen unterliegt. Der Verbrauch von Speisesalz, gemeint ist hier auch die Zusalzmenge, ist eine konstantere Größe im Ernährungsverhalten. Es ist davon auszugehen, daß beispielsweise 2 bis 3-jährige Kinder durch fluoridiertes Salz (Zusalzmenge) etwa 0,2 mg F/Tag und Jugendliche/Erwachsene etwa 0,4–0,9 mg F/Tag aufnehmen.

Gegenanzeigen. Kein NaCl bei Hypertonie (vgl. Kap. 4.5), chronischer Niereninsuffizienz (vgl. Kap. 4.28) und Ödemen.

Patienteninformation
„Karies-Vorbeugung – den Zähnen zuliebe", „Karies-Vorbeugung – Informationen über fluoridiertes Speisesalz" und weitere Informationsschriften der Informationsstelle für Kariesprophylaxe des Deutschen Arbeitskreises für Zahnheilkunde, Weingartenstr. 4, 64521 Groß-Gerau (Tel.: 06152/81466)

Information für Ärzte
„Fluoride in der Kariesprophylaxe, Fakten & Argumente" (1995), Informationsstelle für Kariesprophylaxe des Deutschen Arbeitskreises für Zahnheilkunde, Weingartenstr. 4, 64521 Groß-Gerau (Tel.: 06152/81466).

4.33
Anorexia nervosa/Anorexie/Magersucht
K. BECKER

Diagnosekriterien (DSM IV)
▪ Weigerung, das Minimum des für Alter und Körpergröße normalen Körpergewichts zu halten. Der Gewichtsverlust führt z.B. dauerhaft zu einem Körpergewicht von weniger als 85% des zu erwartenden Gewichts; oder das Ausbleiben einer während der Wachstumsperiode zu erwartenden Gewichtszunahme führt zu einem Körpergewicht von weniger als 85% des zu erwartenden Gewichts.

▪ Ausgeprägte Ängste vor einer Gewichtszunahme oder davor, dick zu werden, trotz bestehenden Untergewichts.

▪ Störung in der Wahrnehmung der eigenen Figur und des Körpergewichts, übertriebener Einfluß des Körpergewichts oder der Figur auf die Selbstbewertung oder Leugnen des Schweregrades des gegenwärtigen geringen Körpergewichts.

▪ Bei postmenarchalen Frauen das Vorliegen einer Amenorrhö, d.h. das Ausbleiben von mindestens 3 aufeinanderfolgenden Menstruationszyklen

(Amenorrhö wird dann angenommen, wenn bei einer Frau die Periode nur nach Verabreichung von Hormonen, z. B. Östrogen, eintritt).

Typenbestimmung
▪ Restriktiver Typus: Während der aktuellen Episode der Anorexia nervosa hat die Person keine regelmäßigen „Freßanfälle" gehabt oder kein „Purging"-Verhalten (d. h. selbstinduziertes Erbrechen oder Mißbrauch von Laxantien, Diuretika oder Klistieren) gezeigt.
▪ „Binge-Eating/Purging"-Typus: Während der aktuellen Episode der Anorexia nervosa hat die Person regelmäßig „Freßanfälle" und hat „Purging"-Verhalten gezeigt.

Differentialdiagnose
▪ Zur Abgrenzung Anorexia nervosa/Bulimia nervosa vgl. Kap. 4.34.
▪ Abgrenzung gegenüber somatischen Erkrankungen (Thyreotoxikose, primäre Nebenniereninsuffizienz, Hirntumoren o. ä.) über entsprechende Nachweise i. allg. problemlos möglich. Überprüfung auf Dysfunktionen im gastroenteralen Bereich unbedingt notwendig. Bei rascher Gewichtsabnahme mit unstillbarem Erbrechen überprüfen: stenosierende Prozesse im Intestinaltrakt, Malabsorptionssyndrom, Nierenerkrankungen, zerebrale Prozesse.

Psychosoziale Symptomatik
Hyperaktivität (oft exzessive sportliche Aktivität), starke Leistungsorientiertheit, Verhaltenszwänge, auffälliges Autonomiebedürfnis, Kontaktprobleme, selten Krankheitsbewußtsein, Thematik „Essen und Figur" zentral für Gedankenwelt und Selbstwert, bizarre Eßgewohnheiten, Überschätzung der eigenen Körpermaße, Angst vor Kontrollverlust.

Physiologische Symptomatik
Vielfältig, daher werden im folgenden nur die häufigsten genannt:
▪ In der Regel durch Gewichtszunahme reversible Folgen der verminderten bzw. einseitigen Nahrungszufuhr („Starvationsyndrom"): Untergewicht, Kachexie, Hypothermie, Bradykardie, Hypotonie, Vitamin-A-Mangel, Hyperkarotinämie, oft trockene, rauhe und schuppige Haut, evtl. Petechien und Ekchymosen, flaumartige Lanugobehaarungen an Wangen, Vorderarmen und Rücken, Amenorrhö, Obstipation, massive Veränderungen im hormonalen System;
▪ Bei bulimischer Anorexie: Folgen der bulimischen Symptome (Erbrechen, Abusus von Laxantien und Diuretika); vgl. auch Kap. 4.34 (physiologische Symptomatik).

Kommunikation Arzt–Patient(in)

Das Auftreten der Patienten ist oft aggressiv-arrogant als Kompensation ihrer Selbstwertprobleme. Die Aufnahme einer vertrauensvollen Beziehung ist schwierig, da der Krankheitswert selbst bei Kachexie verleugnet wird. Manipulationsversuche und Täuschungsmanöver sind häufig.

Aufgabe des Arztes ist es, geduldig und detailliert über das Wesen der Erkrankung zu informieren. Günstig: den Patienten direkt mit Problemen konfrontieren, keine Verharmlosung, sondern verständnisvolles und zugleich konsequentes Vorgehen.

Maßnahmen (neben der rein medizinischen Versorgung)

■ Behutsames, aber deutliches Ansprechen der Eßstörungsproblematik bzw. des entsprechenden Verdachtes,

■ Überweisung in psychotherapeutische Behandlung,

■ therapiemotivierende Gespräche (Information über mögliche somatische Folgestörungen des derzeitigen Eßverhaltens, Information über Ablauf einer Psychotherapie, Erörterung/Klärung der Kostenfrage),

■ Vermittlung von Kontaktadressen.

Kontaktadressen

Anorexia-Bulimia Nervosa (ANAD) e. V. , Ungererstr. 32, 80333 München
(Tel.: 089/5236633; Fax: 089/527163)

Literatur

Bruch H (1982) Der goldene Käfig. Das Rätsel der Magersucht. Fischer, Frankfurt
Gerlinghoff M (1986) Magersüchtig. Piper, München Zürich
Langlotz-Weis M (1986) Ratgeber bei Eßstörungen. Lambertus, Freiburg
Mader P (1988) Gestörtes Eßverhalten. Neuland, Hamburg

4.34
Bulimia nervosa/Bulimie/Eß- und Brechsucht

K. BECKER

Diagnosekriterien (DSM IV)

■ Wiederholte Episoden von „Freßattacken", die durch die folgenden beiden Merkmale gekennzeichnet sind:
1. Verzehr einer Nahrungsmenge in einem bestimmten Zeitraum (z.B. innerhalb von 2 Stunden), wobei diese Nahrungsmenge erheblich größer ist als die Menge, die die meisten Menschen in einem vergleichbaren Zeitraum und unter vergleichbaren Bedingungen essen würden;

2. Das Gefühl, während der Episode die Kontrolle über das Eßverhalten zu verlieren (z.B. das Gefühl, weder mit dem Essen aufhören zu können noch Kontrolle über Art und Menge der Nahrung zu haben).

▪ Wiederholte Anwendung von unangemessenen, einer Gewichtszunahme gegensteuernden Maßnahmen, wie z.B. selbstinduziertes Erbrechen, Mißbrauch von Laxantien, Diuretika, Klistieren und anderen Arzneimitteln, Fasten oder übermäßige körperliche Betätigung.

▪ Die „Freßattacken" und das unangemessene Kompensationsverhalten kommen 3 Monate lang im Durchschnitt mindestens 2mal pro Woche vor.

▪ Figur und Körpergewicht haben einen übermäßigen Einfluß auf die Selbstbewertung.

▪ Die Störung tritt nicht ausschließlich im Verlauf von Episoden einer Anorexia nervosa auf.

Typenbestimmung

„Purging-Typus": Die Person induziert während der aktuellen Episode der Bulimia nervosa regelmäßig Erbrechen oder mißbraucht Laxantien, Diuretika oder Klistiere.

„Nicht-Purging-Typus": Die Person hat während der aktuellen Episode der Bulimia nervosa andere unangemessene, einer Gewichtszunahme gegensteuernde Maßnahmen gezeigt, wie beispielsweise Fasten oder übermäßige körperliche Betätigung, hat aber nicht regelmäßig Erbrechen induziert oder Laxantien, Diuretika oder Klistiere mißbraucht.

Differentialdiagnose Bulimia nervosa/Anorexia nervosa

Diese ist schwierig, da 50% der anorektischen Patienten auch bulimische Symptome aufweisen und im Krankheitsverlauf eine Anorexie zur Bulimie werden kann oder (seltener) umgekehrt. Zuverlässigstes Unterscheidungskriterium:

▪ Bulimia: schwankendes Gewicht im oder um den Normbereich,

▪ Anorexia: substantieller Gewichtsverlust auf weniger als 85% des zu erwartenden Gewichts (BMI <18).

Psychosoziale Symptomatik

Häufig depressive Verstimmungen, mangelnde Impulskontrolle, Thema „Essen und Figur" zentral für Gedankenwelt und Selbstwert, Krankheitsbewußtsein – meist mit starkem Leidensdruck – vorhanden, Kontaktprobleme, starke Leistungsorientiertheit.

Psychovegetative Symptome

Hypotonie, Erschöpfung, Schwächegefühle, Kopfschmerzen, Konzentrationsstörungen, Schwindel.

Physiologische Symptomatik

Störungen des Flüssigkeits- und Elektrolythaushaltes

■ Erhöhtes Serumbikarbonat, Hypochlorämie, Hypokaliämie und/oder Hyponatriämie.

Folgeschäden: Herzrhythmusstörungen, Muskellähmungen, Nierenversagen, Blasenentzündungen, epileptische Anfälle, Tetanie aufgrund einer hypokaliämischen Alkalose.

Gastrointestinal

Völlegefühl im Abdomen/Blähungen, Entzündungen/Verletzungen der Speiseröhre, Entzündungen der Magenschleimhaut, Tendenz zu erhöhtem Serum-Amylase-Spiegel. Manchmal: leichte bilaterale Hypertrophie der Speicheldrüsen, insbesondere der Glandula parotis. Selten: Perforation des Ösophagus oder des Magens, Erosion des Zahnschmelzes (durch Kontakt mit Magensäure beim Erbrechen).

Stoffwechsel

Reduzierter Serum-Glukose-Spiegel, reduzierter T_3-Spiegel, reduziertes Plasma-Norepinephrin, erhöhter Spiegel freier Fettsäuren, erhöhter Spiegel der β-Hydroxy-Butter-Säure.

Kardiovaskulär

Dehydratation.

Endokrines System

Vermutlich multiple endokrine Dysfunktionen, Forschungsergebnisse aber noch unklar.

Sonstiges

■ Häufig Medikamentenabusus, vgl. Kap. 7.3–7.5 (Laxantien, Appetitzügler, Diuretika), Kap. 7.7 (Schilddrüsenpräparate). Vorsicht bei Diabetes (Vernachlässigung der Insulinbehandlung, um Glukosurie und damit einen Gewichtsverlust zu induzieren, vgl. Kap. 4.3 und 4.4).

■ Häufig Alkohol- und Drogenabusus.

■ Hautläsionen an Fingern und/oder Handrücken geben Hinweise auf die Benutzung der Finger zum selbstinduzierten Erbrechen.

Kommunikation Arzt–Patient(in)

▪ Verhalten der Patienten: Sie verschweigen meist das Vorhandensein ihrer Eßstörungen aus Scham- und Schuldgefühlen. Sie schildern oft die Sekundärsymptome und geben indirekte Signale in der Hoffnung, daß der Arzt ihr „Geheimnis" entdeckt und die Eßstörung offen anspricht. Da diese Entdeckung jedoch sehr angstbesetzt ist, bestehen Verschleierungstendenzen. Die Patienten neigen dazu, vom „Thema" abzulenken und viel zu reden.

▪ Aufgabe des Arztes ist es, sich um einen strukturierenden und stringenten Gesprächsstil zu bemühen.

Maßnahmen (neben der rein medizinischen Versorgung)

▪ Behutsames, aber deutliches Ansprechen der Eßstörungsproblematik bzw. des entsprechenden Verdachtes.

▪ Therapiemotivierende Gespräche: Information über mögliche somatische Folgestörungen des derzeitigen Eßverhaltens, Information über Ablauf einer Psychotherapie, Erörterung/Klärung der Kostenfrage.

▪ Delegation in psychotherapeutische Behandlung.

Kontaktadressen

Anorexia-Bulimia Nervosa (ANAD) e. V. , Ungererstr. 32, 80333 München
(Tel.: 089/5236633; Fax: 089/527163)

Literatur

Becker K (1994) Die perfekte Frau und ihr Geheimnis. Rowohlt, Reinbek
Göckel R (1988) Eßsucht oder die Scheu vor dem Leben. Rowohlt, Reinbek
Langlotz-Weis M (1986) Ratgeber bei Eßstörungen. Lambertus, Freiburg
Langsdorff M (1985) Die heimliche Sucht, unheimlich zu essen. Fischer, Frankfurt
Mader P (1988) Gestörtes Eßverhalten. Neuland, Hamburg
Schwarzer A (Hrsg.) (1987) Durch dick und dünn. Rowohlt, Reinbek

Sportlerernährung

M. HAMM

Jeder Sportler und jede Sportlerin möchte durch geeignete physiologische Maßnahmen seine bzw. ihre Leistung verbessern. Mit einer bedarfsgerechten, trainings- und wettkampfbegleitenden Ernährung läßt sich ohne Doping eine Verbesserung der körperlichen Leistungsfähigkeit erzielen. Wer als Breitensportler pro Woche 3–4 Stunden trainiert, setzt zusätzlich etwa 2.000 kcal um und kann den Mehrbedarf an Energie und Nährstoffen ohne weiteres mit einer vollwertigen Ernährung gemäß den Empfehlungen der Deutschen Gesellschaft für Ernährung decken. Im Leistungssport werden die Ernährungsempfehlungen differenziert betrachtet und nach den Bedingungen der Sportart und der jeweiligen Sportabschnitte (s. unten) ausgerichtet.

5.1
Leistungssport: Ausdauerbetonte Sportarten

Langlauf, Skilanglauf, Radfahren, Schwimmen, Eisschnellauf, 20–50 km-Gehen und Spielsportarten (Fußball, Handball, Tennis).
Zu den Kraftausdauersportarten vgl. Kap. 5.2.

Prinzip
Ausdauer bedeutet Widerstandsfähigkeit des Organismus gegenüber Ermüdung bei langdauernden Belastungen. Diese ist abhängig von den örtlichen Energievorräten in der Arbeitsmuskulatur und ihrer Nutzungsmöglichkeit. Besonderheit im Spielsport: Intervallartige Belastungen – also ständige Intensitätswechsel – mit besonderen Anforderungen an den Kohlenhydratstoffwechsel.

Nährstoffverteilung
60 % Kohlenhydrate, 25–30 % Fette, 10–15 % Proteine

Sportabschnitte
Training
Die verbesserte Utilisation der Fettsäuren als Energiequelle (glykogensparende Maßnahme) ist ein Effekt des Trainings der Grundlagenausdauer vor dem eigentlichen Training der wettkampfspezifischen Ausdauer (Kohlenhydratstoffwechsel).
Kohlenhydratbetonte Mischkost und Bevorzugung von Lebensmitteln mit einer hohen Nährstoffdichte.

Wettkampfvorbereitung
Ziel ist die Schaffung einer ernährungsmäßigen Grundlage für die Leistungsfähigkeit in der Wettkampfsituation durch optimale Anlage von Energie- und Nährstoffspeichern. Eine Steigerung des Glykogengehaltes der Arbeitsmuskulatur (=Glykogen-Superkompensation) durch Kombination von Training und Ernährung ist sinnvoll bei einer Wettkampfdauer von über 90 Minuten.
Ursprüngliches Prinzip (Saltin-Diät): erschöpfendes Training, fortgesetztes Training bei fett- und eiweißreicher Kost (3 Tage), anschließend kohlenhydratreiche Ernährung (60–70 Energieprozente) bei reduziertem Training 3 Tage vor einem wichtigen Wettkampf. Nachteile: physische und psychische Belastung, gastrointestinale Beschwerden.
Vereinfachte Superkompensation: Erhöhung der Kohlenhydratzufuhr (60–70 Energieprozente) 3 Tage vor einem wichtigen Wettkampf bei Herabsetzung des Trainingspensums.
In der Praxis erreicht man eine effiziente Glykogenspeicherung auch, indem man den Trainingsumfang und die Intensität etwa eine Woche vor dem entscheidenden Wettkampf allmählich reduziert und die Kohlenhydratzufuhr entsprechend steigert.
Mit der Glykogenspeicherung ist eine vermehrte Wassereinlagerung in die Muskulatur (2,7 g Wasser pro g Glykogen) verbunden.

Wettkampf
Den Wettkampfbedingungen angepaßte Mahlzeiteneinnahme. Berücksichtigung der Magenverweildauer und der individuellen Verträglichkeit von Speisen und Getränken. Ausreichend Trinkflüssigkeit. Bereitstellung von Pausengetränken. Kohlenhydratbetonte Vorwettkampfmahlzeit, z. B. Frühstück oder Mittagessen etwa 2–3 Stunden vor dem Wettkampf.

Regeneration
Wiederauffüllung der Glykogenspeicher. Zufuhr von Trinkflüssigkeit. Einleitung der Regeneration durch kohlenhydrat- und kaliumhaltige Getränke

(Fruchtsäfte). Die erforderliche Zeit für die Kompensation erschöpfter Glykogenspeicher beträgt mindestens 24 Stunden. Fettreiche Kost und alkoholische
Getränke verzögern die Regeneration.

Energie- und Nährstoffbedarf

Vergleiche allgemein Kap. 3. Höchster Energieumsatz in Ausdauersportarten,
z. B. bei Straßenradrennen (6.500–9.000 kcal/Tag). Ein Marathonlauf bedingt
einen zusätzlichen Energiebedarf von 2.500–3.000 kcal. Durchschnittlicher
Energieumsatz im Leistungssport 500 bis >1.000 kcal pro Stunde.

Proteine

Der Beitrag der Proteine an der Energiebereitstellung kann während längerdauernden Belastungen 5–15% des Energieumsatzes ausmachen. Empfehlung: Täglich 1,2–1,5 g Eiweiß/kg KG. Wichtig: Proteinsparender Effekt durch
eine ausreichend hohe Nahrungskohlenhydratzufuhr.

Vitamine und Mineralstoffe

Bei erhöhtem Energieumsatz und bedarfentsprechender Nahrungsenergiezu-
fuhr keine zusätzliche Aufnahme erforderlich, da der Bedarf an essentiellen
Nährstoffen nicht überproportional ansteigt. Besondere Bedeutung der
B-Vitamine als Koenzyme im Energiestoffwechsel. Unter den Elektrolyten er-
fordern Kalium, Magnesium und Natrium eine besondere Beachtung (vgl.
Kap. 11.1.1, 11.1.3 und 11.1.6).

Wasserhaushalt und Getränkezufuhr

Der Funktion von Wasser als Lösungs-, Transport- und Mittel zur Wärmere-
gulation entsprechend genügend trinken. Pro Stunde Sport entsteht ein zusätzlicher Wasserbedarf von 1,0–1,5 l. Flüssigkeitsaufnahme auf vor, während
und nach dem Sport verteilen.
Getränke: Wasser bei bis zu einstündigen Belastungen. Bei längerdauernden
Belastungen geringe Menge an Kohlenhydraten hinzufügen (etwa 5% Zucker
oder 10% Maltodextrine) zur Aufrechterhaltung der Blutglukosekonzentrati-
on. Bei Langzeiteinsätzen und hohen Umgebungstemperaturen fördert Natrium zusammen mit geringen Mengen Kohlenhydraten die schnelle Wasseraufnahme während der Belastung. Iso- bis schwach hypotone Sportlergetränke,
Apfelsaft mit Mineralwasser im Verhältnis 1:2 bis 1:4 verdünnt.
Magnesium- und Kaliumzusätze eher im Training und als Regenerationsge-
tränk. Individuelle Getränkezusammensetzung im Hochleistungssport.

Mangelerscheinungen

■ Kohlenhydrate: Vgl. Kap. 4.3 und 4.4. „Hungerast" (Kombination aus schlechtem Trainingszustand und Kohlenhydratmangel), Müdigkeit, Erschöpfung, „Übertraining" (schleichende Glykogenverarmung).

- Magnesium: erhöhte Störanfälligkeit des Muskels, Muskelverkrampfungen.
- Wasser: Dehydration, Hypovolämie, Störung der Transportfunktion, Überwärmung, Hitzestau, Kollaps.

Lebensmittelempfehlungen

Vollwertige Ernährung nach DGE (vgl. Kap. 3): Brot und andere Getreideprodukte, Kartoffeln, Gemüse, Obst, Säfte, zuckerhaltige Lebensmittel. Als eiweißreiche Ergänzung: Fleisch, Fisch, Milch und Milchprodukte sowie Eier; fettarme Produkte und Zubereitungen.

Nährstoffsubstitution

Bei hohen Energieumsätzen >4.000 kcal zusätzlich Kohlenhydratkonzentrate (Zucker, Maltodextrine). Bei defizitärem Ernährungsstatus evtl. Magnesium, Zink und Eisen (erhöhte Hämoglobinurie bei Ausdauersportlern durch vorzeitige Zerstörung der roten Blutkörperchen). Antioxidative Mikronährstoffe im Bereich der primärpräventiven Dosierung (15–30 mg Vitamin E, 2–4 mg β-Carotin, 100–150 mg Vitamin C).

Literatur

Geiß KR, *Hamm M* (1996) Handbuch Sportler-Ernährung. Rowohlt, Reinbek
Hamm M (1990) Fitness-Ernährung. Rowohlt, Reinbek
Foods, nutrition and sports performance (1991) Proceedings of an International Scientific Consensus. Journal of Sports Science 9, Special Issue

5.2
Leistungssport: Kraftbetonte Sportarten

Kraftausdauersportarten

Rudern, Kanurennsport, Kampfsportarten (Boxen, Ringen, Judo), Straßenradrennen, Skisport alpin, Bergsteigen.
Prinzip: Synthese von Muskelkraft und Ausdauer.

Schnellkraftsportarten

Weit- und (Stab-)Hochsprung, Kurzstreckenlauf, leichtathletischer Mehrkampf, Fechten, Speerwerfen, Gymnastik, Turnen, Eiskunstlauf, Skispringen, Bobfahren, Squash, Tischtennis, Volleyball, als Element auch in Kampfsportarten.
Prinzip: Entwicklung der Schnellkraft durch eine Verbesserung der Ge-

schwindigkeit der Muskelkontraktion bei gleichzeitiger Verbesserung der Koordination der Bewegungsabläufe.

„Reine" Kraftsportarten

Gewichtheben, Kugelstoßen, Hammer- und Diskuswerfen, Bodybuilding.
Prinzip: Entwicklung der Maximalkraft und optimaler Zuwachs an Muskelmasse.

Nährstoffverteilung

50–60 % Kohlenhydrate, 25–35 % Fette, 15–20 % Proteine (speziell in der Kraftaufbauphase).

Sportabschnitte
Training

Erwerb der sportartenspezifischen Fähigkeiten, z.B. Schnellkraft, Ausdauer, Maximalkraft. Zuwachs an Muskelmasse hängt vom richtigen Training und Eiweißangebot ab. Bei extrem hohen Energieumsätzen im Training trägt ein etwas höherer Fettanteil in der Nahrung zur Verringerung des Nahrungsvolumens bei. Bei proteinbetonter Ernährung den Fett-, Cholesterin- und Puringehalt der Lebensmittel beachten(vgl. Kap. 9.3).

Wettkampfvorbereitung

Energetisch vollwertige Ernährung zur Anlage optimaler Energie- und Nährstoffspeicher.
Im Bodybuilding: Ungefähr 3–4 Wochen vor einem Wettkampf sog. Definitionsphase: energiereduzierte Ernährung mit ausreichend hohem Proteingehalt zur Reduzierung des Unterhautfettgewebes bei Erhalt der Muskelmasse. Kaliumreiche Lebensmittel und natriumarme Ernährung zur Vermeidung von Wassereinlagerungen. Genügend trinken: mindestens 2 l pro Tag!
Bei Sportarten mit Gewichtsklassen: Vorsicht vor Gewichtreduktion („Abkochen") durch Wassereinschränkung, Saunagänge, Diuretikaeinnahme. Besser langfristig geplante Gewichtsabnahme, z.B. Energiereduktion in der Diät um max. 1.000 kcal v. a. durch Reduzierung des Fettanteils in der Ernährung. Crash-Diäten bedeuten Glykogenverarmung, Störungen des Wasser- und Elektrolythaushaltes, Muskelverkrampfungen, Beeinträchtigung der Herz-Kreislauf-Funktion.

Wettkampf

Den Wettkampfbedingungen angepaßte Mahlzeiteneinnahme. Berücksichtigung der Magenverweildauer und der individuellen Verträglichkeit von Speisen und Getränken. Ausreichend Trinkflüssigkeit, Bereitstellung von Pausengetränken. Kohlenhydratbetonte Vorwettkampfmahlzeit, z. B. Frühstück oder Mittagessen etwa 2–3 Stunden vor dem Wettkampf.

Regeneration

Wiederauffüllung der Glykogenspeicher. Zufuhr von Trinkflüssigkeit. Einleitung der Regeneration durch kohlenhydrat- und kaliumhaltige Getränke (Fruchtsäfte). Die erforderliche Zeit für die Kompensation erschöpfter Glykogenspeicher beträgt mindestens 24 Stunden. Fettreiche Kost und alkoholische Getränke verzögern die Regeneration.

Energie- und Nährstoffbedarf

Höchster Energiebedarf in den Kraftausdauersport-Disziplinen. Durchschnittlicher Energieumsatz 500 bis >1.000 kcal pro Stunde. Bei Turnerinnen besteht aufgrund der aus Gewichtsgründen geringen Energiezufuhr bei einer Energieaufnahme <2.000 kcal die Gefahr von Nährstoffmangelerscheinungen (B-Vitamine, Kalzium, Eisen).

Proteine

Täglich 1,1–1,7 g (maximal 2,0 g) Eiweiß/kg KG. Wichtig: proteinsparender Effekt der Nahrungskohlenhydrate. Daher im Training für eine genügend hohe Kohlenhydratzufuhr sorgen. Eine proteinreiche Ernährung erfordert genügend Trinkflüssigkeit, um Nierenbelastungen zu vermeiden.

Vitamine und Mineralstoffe

Koenzym im Proteinstoffwechsel ist Vitamin B_6. Bei erhöhtem Energieumsatz und bedarfsentsprechender Nahrungsenergiezufuhr keine zusätzliche Aufnahme erforderlich. Unter den Elektrolyten ist Magnesium besonders zu beachten.

Wasserhaushalt und Getränkezufuhr

Vorsicht vor zu geringer Flüssigkeitsaufnahme.

Mangelerscheinungen

- Schleichende Glykogenverarmung durch überforderndes Training.
- Magnesiummangel: Muskelkrämpfe.
- Wassermangel: Störungen der Herz-Kreislauf- und Nierenfunktion.

Lebensmittelempfehlungen

Muskelfleisch, Fisch, Milch und fettarme Milchprodukte, Eier, Brot und andere Getreideprodukte, Kartoffeln, Gemüse und Obst, magnesiumhaltiges Mineralwasser, Säfte. Fettarme Nahrungszubereitung.

Nährstoffsubstitution

Evtl. Magnesium in der Trainings- und Vorbereitungsphase. Bei hohen Trainingsleistungen evtl. Maltodextrine als Kohlenhydratkonzentrate. Der diskutierte anabole Effekt einzelner Aminosäuren (Arginin) wurde nur bei sehr hoher i.v.-Verabreichung erzielt. Hydrolysierte Proteine bieten keine speziellen Vorteile. Im Kraftsport – speziell im Bodybuilding – spielen Nährstoffkonzentrate teilweise im Übergangsbereich zum Arzneimittel eine große Rolle. Die Aussagen zur Wirkung sind spekulativ, da wissenschaftlich exakte Studien fehlen.

Eigensynthese, Carnitingehalt der Nahrung und ein wirksames „Recyclingsystem" schützen den Körper vor Carnitinmangel, so daß nach derzeitigem Wissensstand nicht die Empfehlung gegeben werden kann, zusätzlich L-Carnitin zu nehmen. Eine Kreatinsubstitution bei hochintensiver Muskelarbeit wird z. Z. günstiger beurteilt, wobei eine Anfangsphase mit hoher Dosierung sinnvoll erscheint. Die wissenschaftliche Diskussion dazu ist aber noch nicht abgeschlossen.

Literatur

Breitenstein B, *Hamm M* (1996) Bodybuilding. Rowohlt, Reinbek

Alternative Kostformen

H. OBERRITTER

6.1
Vollwertkost nach Bruker

Gesamturteil
- Keine Übereinstimmung mit den Aussagen der Ernährungswissenschaft.
- Nur bei besonders sorgfältiger Lebensmittelauswahl ist eine bedarfsdeckende Ernährung bedingt möglich.
- Als Dauerkost für Gesunde nur bedingt geeignet.

Ursprung
Antike: Hippokrates. Neuzeit: Werner Kollath.

Grundlagen
Der Wert der Nahrung wird nicht nach Kalorien und Nährstoffen gemessen, sondern nach ihrer Lebendigkeit und Natürlichkeit. Bruker unterscheidet:

1. *Lebensmittel*, die noch einen eigenen Stoffwechsel haben und somit *lebendig* sind: unerhitzte Gemüse, rohes Obst und Getreide, rohe Milch, Butter und kalt gepreßte Öle;

2. *Nahrungsmittel*, die durch Erhitzung, Konservierung und „Präparierung" verändert und somit *tot* sind. Präparierte Nahrungsmittel sind laut Bruker alle in der Fabrik hergestellten, chemischen Stoffe wie Fabrikzucker, Auszugsmehl und Fabrikfette. Sie sollten völlig vermieden werden.

In den Nahrungsmitteln sind gemäß Bruker nicht mehr alle sog. Vitalstoffe (Vitamine, Mineralstoffe, Spurenelemente, Enzyme, mehrfach ungesättigte Fettsäuren und Aromastoffe) enthalten, oder ihr Verhältnis untereinander ist verschoben.

Je mehr Lebensmittel und je weniger Nahrungsmittel gegessen werden, desto größer ist die gesunderhaltende bzw. heilende Wirkung der Vollwertkost. Bei Befolgung seiner Regeln verspricht Bruker die Heilung verschiedener Krankheiten, ja sogar die Vermeidung von Kinderlähmung und Aids.

Lebensmittelauswahl

Bruker empfiehlt als tägliche Kost den Verzehr von 3 Eßlöffeln Frischkornbrei, Frischkostbeilagen aus rohem Gemüse und Obst, Rohmilch, naturbelassenen Fetten und als einziges Nahrungsmittel Vollkornbrot. Alle anderen Speisen außer den präparierten Nahrungsmitteln müssen nicht, können aber gegessen werden. Fleisch und Wurst sind unnötig, Käse, Milchprodukte und Eier sollen nur wenig gegessen werden. Täglich sollen nur 3 Mahlzeiten verzehrt werden.

Spezielle Aussagen

Arteriosklerose ist kein Fettproblem, Fett macht nicht fett, der Cholesteringehalt der Nahrung ist belanglos, H-Milch ist eine tote Milch ohne sonderlichen Nährwert, 3 Eßlöffel Frischkornbrei verhindern die Entstehung von Zivilisationskrankheiten, Kinderlähmung und Aids sind bei Befolgung der Kostvorschläge vermeidbar.

Ernährungswissenschaftliche Bewertung
Lebensmittelauswahl

Lebensmittelverarbeitung ist nicht immer wertmindernd, sondern bewirkt in vielen Fällen erst die Verzehrstauglichkeit. Der Verarbeitungsgrad ist kein relevantes Kriterium zur Lebensmittelauswahl. Viele wichtige, verarbeitete Produkte werden nicht empfohlen.
Positiv ist die Empfehlung der Einschränkung des Zucker- und Fleischverzehrs, die Bevorzugung von Vollkornprodukten und der reichliche Verzehr von rohem Obst und Gemüse.

Nährstoffzufuhr

Nährstoffunterversorgungen können auftreten. Durch eingeschränkten Verzehr von Milch und Milchprodukten und den weitgehenden Verzicht auf Fisch, Fleisch und Wurst ist ein Mangel an Kalzium, Eisen und Jod möglich.

Ballaststoffzufuhr

Ausreichende Zufuhr über Getreide, Vollkornprodukte, Gemüse und Obst.

Ernährungsmedizinische Aspekte

Die Heilversprechen sind nicht haltbar und teilweise gesundheitsgefährlich, speziell auch die Aussagen zur Kinderlähmungs- und Aids-Prävention.
Zahlreiche Aussagen sind wissenschaftlich nicht haltbar. Besonders die genannten Beispiele sorgen für Verunsicherung beim Verbraucher und provozieren bei Befolgung möglicherweise eine unausgewogene Ernährung oder gar Gesundheitsstörungen.

Literatur

Bitsch R, Sinnhuber S, Oberritter H, Großklaus R, Müller MJ, Wolfram G (1994)
Alternative Diäten – Wunderdiäten? Akt Ernähr Med 19: 195–211

6.2
Vollwerternährung nach Koerber, Männle, Leitzmann

Gesamturteil
Bedarfsdeckende Ernährung möglich. Empfehlenswerte Kostform, als Dauerkost für Gesunde geeignet.

Ursprung
Antike: Hippokrates; Neuzeit: Bircher-Benner, Kollath.

Grundlagen
Das Prinzip der Vollwert-Ernährung ist der Verzehr vorwiegend vegetabiler
Kost in höchstmöglichem biologischem Wertzustand, der durch geringen Einsatz von chemischen Hilfsmitteln in der Landwirtschaft und durch den Verzicht
auf das übertriebene Verfeinern unserer Nahrung erreicht wird. Ziel ist: Optimale Versorgung des Organismus mit allen essentiellen Inhaltsstoffen der Nahrung zur Aufrechterhaltung eines störungsfreien Stoffwechsels, Vermeidung
von Veredelungsverlusten bei der Produktion tierischer Nahrungsmittel, Ein-
sparung von Energie, Schonung natürlicher Ressourcen und der Umwelt.
Durch Ablehnung übertriebener Lebensmittelverarbeitung glaubt man, all diese Aspekte berücksichtigen zu können. Grundregel der Vollwert-Ernährung
nach dem Mediziner und Ernährungsforscher Werner Kollath: „Laßt unsere
Nahrung so natürlich wie möglich." Für die meisten Lebensmittel gilt nach Auffassung der Autoren, daß sie so wenig wie möglich verarbeitet werden sollten.

Lebensmittelauswahl
Zur Beurteilung der Lebensmittel: Einteilung in 4 Wertstufen, von „sehr empfehlenswert" bis „nicht empfehlenswert". Die Einteilung erfolgt nach dem
Verarbeitungsgrad der Lebensmittel. Etwa die Hälfte der Nahrung sollte aus
unerhitzten Lebensmitteln (Stufe I), die andere Hälfte aus erhitzten Lebensmitteln (Stufe II) bestehen. Nur gelegentlich sollten stark verarbeitete Lebensmittel (Stufe III), möglichst überhaupt nicht „isolierte Lebensmittelsubstan-
zen" (Stufe IV) gegessen werden.
Getreide und Getreideprodukte aus Vollkorn stehen bei der Vollwert-Ernährung im Vordergrund. Pflanzliche Lebensmittel, z. T. als Rohkost, und milch-

saure Produkte sollten bevorzugt werden. Zudem besonders empfohlen: Vorzugsmilch und Rohmilchprodukte sowie naturbelassene Fette und unraffinierte Öle. Weniger bzw. nicht empfehlenswert: Produkte aus Auszugsmehlen, isolierte Zucker und damit hergestellte Erzeugnisse, extrahierte, raffinierte Fette und Öle sowie alle Genußgifte. Fleisch, Fisch und Eier können gelegentlich verzehrt werden.

Spezielle Aussagen

Ablehnung von Zusatzstoffen; Empfehlung von Lebensmitteln aus kontrolliert-ökologischer Landwirtschaft; Annahme, daß noch weitere, z.T. noch nicht identifizierte, möglicherweise gesundheitsfördernde Substanzen in unverarbeiteten Lebensmitteln vorkommen könnten.

Ernährungswissenschaftliche Bewertung
Lebensmittelauswahl

Die sich v.a. am Verarbeitungsgrad orientierende Einteilung nach Wertstufen bedingt, daß ernährungsphysiologische Bewertungen und die anderen zugrundegelegten Bewertungskriterien nicht immer schlüssig nachzuvollziehen sind. Dadurch: Grundsätzlich schlechte Bewertung von stärker verarbeiteten Lebensmitteln, die ernährungsphysiologisch nicht immer haltbar ist (z.B. bei H-Milch, ungehärteter Pflanzenmargarine, Tofu).

Positiv

Bevorzugung von Vollkornprodukten, Gemüse, Salat und Obst, Reduzierung des Konsums von Fleisch und Wurst, besonders auch von Zucker und Süßwaren.

Nährstoffzufuhr

Bedarfsdeckende Zufuhr.

Ballaststoffzufuhr

Ausreichende Zufuhr über Getreide, Vollkornprodukte, Gemüse und Obst.

Ernährungsmedizinische Aspekte

Bei bestimmten Krankheiten kann eine günstige Wirkung erzielt werden. Bei speziellen Erkrankungen, die eine Diät notwendig machen, ist jedoch spezielle Diätetik und ärztliche Betreuung unerläßlich.

Problematische Aussagen

Bevorzugung von Produkten aus kontrolliert-ökologischem Anbau: ernährungsphysiologisch nicht begründbar, keine entsprechenden Vorteile gegen-

über konventionell erzeugten Lebensmitteln.
Ablehnung von Zusatzstoffen verhindert Möglichkeiten zeitgemäßer Konservierung und Vorratshaltung, die unbedenklich sind.

Literatur

Bitsch R, Sinnhuber S, Oberritter H, Großklaus R, Müller MJ, Wolfram G (1994)
Alternative Diäten – Wunderdiäten? Akt Ernähr Med 19: 195–211

6.3
Vegetarismus

Gesamturteil
Vollwertige Ernährung für Erwachsene ohne erhöhten Nährstoffbedarf möglich. Ausnahme: vegane Ernährung. Hier kann nur mit großem Ernährungswissen eine Mangelernährung vermieden werden.

Ursprung
Begründer des Vegetarismus: der griechische Philosoph Pythagoras
(6. Jh. v. Chr.).

Grundlagen
Dem biblischen Gebot „Du sollst nicht töten" folgend, lehnt der Vegetarismus das Töten alles Lebendigen ab. Neben religiös-ethischen Prinzipien werden ernährungsphysiologische und ökonomisch-ökologische Argumente als Gründe für eine vegetarische Lebensweise herangezogen. Die Erzeugung tierischer Lebensmittel ist viel energieaufwendiger als die Erzeugung pflanzlicher Lebensmittel und wird daher als Verschwendung angesehen.

Lebensmittelauswahl
Es gibt 3 Grundformen der vegetarischen Ernährung mit jeweils unterschiedlichen Lebensmittelempfehlungen. Bei allen Formen wird Rohkost bevorzugt:
1. Ovolaktovegetabile Kost: Erlaubt ist neben dem Verzehr pflanzlicher Lebensmittel auch der Genuß von Produkten lebender Tiere wie Milch, Milchprodukten und Eiern.
2. Laktovegetabile Kost: Neben den pflanzlichen Produkten sind auch Milch und Milcherzeugnisse erlaubt.
3. Vegane Kost: Bei der veganen Ernährung wird auf alle vom Tier kommenden Lebensmittel verzichtet, also auf Fleisch und Fleischwaren, Fisch, Milch und Milchprodukte, Eier und teilweise sogar auf Honig.

Spezielle Aussagen

Weitgehender Verzicht auf Nikotin und Alkohol. Regelmäßige körperliche Aktivität gehört zum Lebensstil eines Vegetariers. Vegetarier sind der Ansicht, daß der Mensch entwicklungsgeschichtlich ein „Pflanzenfresser" ist und der Fleischverzehr zu Verdauungsproblemen und schädlichen Abbauprodukten im Körper führt.

Ernährungswissenschaftliche Bewertung
Lebensmittelauswahl

Ein Verzicht auf tierische Produkte ist aus ernährungsphysiologischer Sicht nicht notwendig. Fleisch und Fisch sind bei maßvollem Verzehr wichtige Nährstofflieferanten. Eine vollwertige Ernährung nach DGE-Kritierien (vgl. Kap. 3) läßt sich bei der Verwendung der gesamten Palette tierischer Lebensmittel leichter realisieren als mit vegetarischer Ernährung.

Positiv

Es werden reichlich Vollkornprodukte, Gemüse und Obst verzehrt. Durch den Verzicht auf tierische Lebensmittel wie Fleisch, Fleischwaren und z. T. Eier erfolgt eine geringere Zufuhr von tierischen Fetten, Cholesterin und Purinen.

Nährstoffzufuhr

Vegane Kost kann bei unzureichendem Ernährungswissen und daraus resultierender falscher Lebensmittelzusammenstellung zur Mangelernährung führen. Bei vollgestillten Säuglingen und Kleinkindern veganer Mütter kann es zu Entwicklungsstörungen kommen. Mangel an Eiweiß, Vitamin B_{12}, Jod, Kalzium und Eisen ist möglich.

Ovolaktovegetabile und laktovegetabile Ernährung sind für Männer und Frauen mit nicht erhöhtem Nährstoffbedarf als Dauerernährung geeignet, wenn die Jodversorgung anderweitig, z. B. durch die Verwendung jodierten Speisesalzes, sichergestellt wird.

Personen mit erhöhtem Nährstoffbedarf, wie Schwangeren, Stillenden und Kindern, ist von einer veganen Kost abzuraten. Auch die lakto- und ovolaktovegetarische Kost ist wegen möglicher Engpässe in der Eisenversorgung für Schwangere, Stillende und weibliche Jugendliche nicht optimal.

Ballaststoffzufuhr

Die hohe Kohlenhydratzufuhr in Form stärkehaltiger Lebensmittel wie Getreide, -produkte, Obst und Gemüse gewährleistet eine hohe Ballaststoffzufuhr.

Die These, daß der Mensch ursprünglich „Pflanzenfresser" sei, gilt wissenschaftlich als widerlegt, da der Mensch eher unter der Kategorie „Allesfresser" einzuordnen ist. Fleischverzehr führt daher nachweisbar nicht zu den genannten Gesundheitsstörungen.

Literatur

Bitsch R, Sinnhuber S, Oberritter H, Großklaus R, Müller MJ, Wolfram G (1994)
Alternative Diäten – Wunderdiäten? Akt Ernähr Med 19: 195–211
Stötter M, Mayrhofer H (1996) Veganische Ernährung: Neurologische Symptomatik,
schwere Entwicklungs- und Gedeihstörungen bei Säuglingen und Kleinkindern
durch Vitamin-B$_{12}$-Mangel. Akt Ernähr Med 21: 4–7

6.4
Haysche Trennkost/Fit for Life

Gesamturteil
Keine Übereinstimmung mit den Aussagen der Ernährungswissenschaft. Unzureichende Nährstoff- und Ballaststoffzufuhr möglich. Als Dauerkost für Gesunde nur bedingt geeignet. Nicht empfehlenswert.

Ursprung
Entwickelt vom US-amerikanischen Arzt Dr. Howard Hay. In Deutschland von Dr. Walb verbreitet. „Fit for Life" wurde von dem US-amerikanischen Ehepaar Harvey und Marylin Diamond entwickelt.

Grundlagen
Hay geht von sog. chemischen Verdauungsgesetzen aus, nach denen Eiweiß und Kohlenhydrate nicht gleichzeitig verdaut werden können. Übersäuerung des Körpers über die übliche Ernährung, speziell durch Verzehr „unnatürlicher Lebensmittel" wie Weißmehl, weißer Zucker, Weißbrot, polierten Reis, durch eine verzögerte Verdauung infolge ballaststoffarmer Kost sowie durch die Mischung von Eiweiß und Kohlenhydraten innerhalb einer Mahlzeit.
Die Mischung von Eiweiß und Kohlenhydraten und die daraus resultierende Übersäuerung sollen die Ursache fast aller Zivilisationskrankheiten einschließlich Krebs sein. Daher: Forderung einer getrennten Aufnahme eiweiß- und kohlenhydratreicher Lebensmittel.
Das Konzept von „Fit for Life" ist in wesentlichen Punkten identisch mit den Thesen von Hay. Daher erfolgt keine gesonderte Darstellung und Bewertung. Lediglich die Gesundheitsversprechen sind nicht so radikal wie bei Hay. Betonung bestimmter Zeiten der Lebensmittelaufnahme.

Lebensmittelauswahl
Einteilung der Lebensmittel in 3 Gruppen:
1. *Konzentrierte eiweißreiche* Lebensmittel, wie Fleisch, Fisch, Milch und einige Obstsorten, insbesondere saures Obst,
2. *konzentrierte kohlenhydratreiche* Lebensmittel, wie Getreideprodukte, Kartoffeln, Zucker und zuckerhaltige Lebensmittel,
3. *neutrale* Lebensmittel wie Fette, zahlreiche Gemüse und Gewürze.

Neutrale Lebensmittel dürfen zusammen mit eiweiß- oder mit kohlenhydratreichen Lebensmitteln innerhalb einer Mahlzeit verzehrt werden. Lebensmittel der Gruppe 1 und 2 sollen nicht zusammen in einer Mahlzeit enthalten sein. Die Kost soll zu 80% aus basenüberschüssigen (z.B. Gemüse, Salate, frische Früchte), zu 20% aus säureüberschüssigen (z.B. Brot, Stärke, Fleisch, Eier, Käse) Lebensmitteln zusammengesetzt werden.

Spezielle Aussagen
Bei Befolgen der chemischen Verdauungsgesetze: gesteigertes Wohlbefinden, Vorbeugung und Heilung sämtlicher Krankheiten einschließlich Krebs.

Ernährungswissenschaftliche Bewertung
Lebensmittelauswahl
Die Ansicht, nur basenüberschüssige Kost sei gesund und entlaste den Organismus, ist nicht zutreffend. Eine abwechslungsreiche Mischkost ist hinsichtlich des Säure-Basen-Haushalts ausgewogen. Der Körper kann übliche Schwankungen des Säure-Basen-Haushalts problemlos ausgleichen. Eine Kost aus 80% basenüberschüssigen und nur 20% der wichtigen säureüberschüssigen Lebensmittel wie Milch- und Getreideprodukte, Eier, Fleisch und Fisch ist also unausgewogen. Kohlenhydratreiche Lebensmittel enthalten ferner pflanzliche Proteine, die sich mit tierischen vorteilhaft ergänzen. Diese Ergänzung geht bei der Trennkost verloren.

Nährstoffzufuhr
Durch unzureichende Zufuhr von Milch, Milchprodukten, Fleisch und Fisch kann es zu einer mangelhaften Versorgung mit Kalzium, Eisen und Jod kommen.

Ballaststoffzufuhr
Durch geringen Verzehr von Getreide und Getreideprodukten ist eine ausreichende Ballaststoffzufuhr kaum zu erreichen.

Ernährungsmedizinische Aspekte
Die Heilversprechen sind nicht haltbar. Sie wecken falsche Hoffnungen, v.a.

bei Krebs. Die medizinische Behandlung wird dann möglicherweise vernachlässigt.

Falsche Aussagen

Die sog. chemischen Verdauungsgesetze sind unwissenschaftlich. Kohlenhydrat- und Eiweißverdauung können im Magen-Darm-Trakt durchaus gleichzeitig stattfinden, da z.B. im Dünndarm gleichzeitig eiweiß- und kohlenhydratspaltende Enzyme ausgeschüttet werden. Übersäuerung des Organismus ist bei Mischkost nicht möglich. Puffersysteme des Körpers regulieren den Säure-Basen-Spiegel in Blut und Gewebe effektiv.

Literatur

Bitsch R, Sinnhuber S, Oberritter H, Großklaus R, Müller MJ, Wolfram G (1994) Alternative Diäten – Wunderdiäten? Akt Ernähr Med 19: 195–211
Oberritter H (1996) Fit for life: Eine Anleitung zur lebenslangen Fehlernährung. Akt Ernähr Med 21: 16–19

6.5
Makrobiotik

Gesamturteil

Keine Übereinstimmung mit den Aussagen der Ernährungswissenschaft.

Makrobiotik nach Ohsawa Stufen 7–3 als Dauerkost ungeeignet. Nicht empfehlenswert, gesundheitsgefährdend. Stufen 2–3 als Dauerkost nicht geeignet. Nicht empfehlenswert.

Makrobiotik nach Kushi Als Dauerkost nur bei besonders sorgfältiger Lebensmittelauswahl bedingt geeignet. Nicht für Schwangere, Stillende, Kinder und Ältere.

Ursprung

Kommt vom Zen-Buddhismus und wurde schon von Hufeland, einem Leibarzt Goethes, vertreten. Heute von Ohsawa und ganz aktuell von Kushi verbreitet.

Grundlagen

Basiert auf zwei entgegengesetzten, sich anziehenden Kräften des Universums: Yin und Yang. Yin ist die „sich ausdehnende Kraft", die bestimmt, daß der Körper wächst und Energie speichert. Yin-starker Grundstoff ist z.B. Kalium. Yang ist die „sich zusammenziehende Kraft", die bestimmt, wie der Körper wachsen soll. Yang-starker Grundstoff ist z. B. das Natrium.

Nach der makrobiotischen Philosophie ergänzen sich Yin und Yang in einem dynamischen Gleichgewicht, so wie 1 Mol Natrium (Yang) und 5 Mol Kalium (Yin) im menschlichen Organismus, wenn er leistungsfähig ist. Getreide entspricht mineralischem Yin-Yang-Verhältnis. Es sollte Bestandteil jeder Mahlzeit sein. Es wird ergänzt durch Lebensmittel, deren Gleichgewicht dem von Getreide am nächsten sind. Der Yin-Yang-Charakter eines Lebensmittels wird auch durch Wassergehalt, Farbe, Wachstumsform, -zeit, und -geschwindigkeit bestimmt. Ziel der makrobiotischen Ernährung: der „ausbalancierte, harmonische Mensch".

Ohsawa

Die Lebensmittel werden in 10 Koststufen eingeteilt (Tabelle 6.1). Stufe 7, d. h. ausschließlicher Getreideverzehr, gilt als ideal. Bei Umstellung auf Makrobiotik: Beginn mit Stufe 7, nach einigen Tagen oder Wochen Übergang zu unteren Stufen. In manchen Büchern wird die lebensgefährliche umgekehrte Reihenfolge empfohlen.

Bei Stufen 6–3 ist die schrittweise Bereicherung des Speiseplans durch Obst, Gemüse (einheimisch), Seealgen, Wildgeflügel, Fische, Muscheln und Eier, spezielle makrobiotische Lebensmittel (Soja- und Getreideprodukte) und getrocknete oder in Salzlauge eingelegte Früchte (Umeboshi-Pflaumen) erlaubt. Bevorzugt: Lebensmittel, die ohne Pflanzenschutzmittel und künstlichen Dünger produziert wurden.

Zu meiden: Kartoffeln, Tomaten, Auberginen (zu sehr Yin), importiertes Obst und Gemüse, Rind- und Schweinefleisch, Geflügel, Milch und Milchprodukte, Fruchtsäfte, Limonade, Tee, Kaffee, Zucker, Honig, Süßstoffe, industriell bearbeitete Lebensmittel. Generelle Einschränkung der Flüssigkeitszufuhr.

Kushi

Bevorzugt: Vollkorngetreide (mehr als 50% der Nahrung), Hülsenfrüchte, Obst, Nüsse und Gemüse (v. a. gekocht) der gleichen Klimazone, Meeresgemüse, wenig Fisch.

Zu meiden: Milch, Milchprodukte, Säugetierfleisch, Geflügel, tropisches Obst und Gemüse, Auszugsmehl und -produkte, Zucker, Honig, Süßstoffe, Konserven, Tiefkühlprodukte, Kaffee, Tee.

Spezielle Aussagen

Der Körper kann Vitamin C selber herstellen und chemische Elemente ineinander überführen (Transmutation). Wenig trinken. Hohe Salzmengen sind ungefährlich. Verzehr von rohem Reis vertreibt Parasiten. Verzehr schimmeli-

Tabelle 6.1 Die Einteilung der Lebensmittel in 10 Koststufen gemäß makrobiotischer Ernährungslehre. (Nach Clausnitzer J(1979) Wegweiser in die Makrobiotik nach Prof. Ohsawa. Drei Eichen, Engelberg München)

Nr.	Zerea-lien	Gemüse	Suppe	Tierisches Eiweiß	Salate, Früchte	Nach-tische	Getränke, Flüssigkeiten
7	100%						So wenig
6	90%	10%					wie zur
5	80%	20%					Erhaltung
4	70%	20%	10%				des Stoff
3	60%	30%	10%				wechsels
2	50%	30%	10%	10%			notwendig
1	40%	30%	10%	20%			ist.
−1	30%	30%	10%	20%			
−2	20%	30%	10%	25%	10%	5%	
−3	10%	30%	10%	30%	15%	5%	

ger Lebensmittel ist günstig. Alle Erkrankungen, einschließlich Krebs, können durch Makrobiotik vermieden und geheilt werden.

Ernährungswissenschaftliche Bewertung
Lebensmittelauswahl allgemein
Sehr eingeschränkt. Positiv ist jedoch die Einschränkung des Verzehrs von Zucker und Auszugsmehlen.

Lebensmittelauswahl nach Ohsawa
Kostformen 7–3 extrem einseitig. Fleisch, Fisch, Milch und -produkte und Obst fehlen völlig. Kostformen 2–3 ebenfalls einseitig, da kein Fleisch, Milch und -produkte, Kartoffeln. Generell zu wenig Flüssigkeit. Obst und Gemüse sollten nach Ohsawa überwiegend gekocht oder getrocknet verzehrt werden. Daraus resultieren Nährstoffverluste.

Lebensmittelauswahl nach Kushi
Ebenfalls Verzicht auf Milch und -produkte, Fleisch. Gemüse und Obst sollen gekocht, gedämpft oder getrocknet verzehrt werden.

Nährstoffzufuhr nach Ohsawa
Kostformen 7–3: Wahrscheinliche Unterversorgung bei Eiweiß, den Vitaminen A, D, B_{12}, C, Niacin und Folsäure, den Mineralstoffen Eisen, Kalzium, Kupfer, Zink und Jod. Kostformen 2–3: Unterversorgung mit Vitamin C, Folsäure, Eisen und Kalzium möglich. Bei Kindern bis zum Alter von 10 Jahren, die makrobiotisch ernährt wurden, wurden Wachstumshemmungen beobachtet.

Nährstoffzufuhr nach Kushi

Unterversorgung mit Kalzium, Eisen und Vitamin C möglich. Nährstoffverluste bei gekochtem, gedämpftem oder getrocknetem Gemüse und Obst.

Ballaststoffzufuhr

Vor allem durch hohen Getreideverzehr hohe Ballaststoffzufuhr.

Ernährungsmedizinische Aspekte

Heilversprechen von Ohsawa und Kushi nicht haltbar. Sie wecken falsche Hoffnungen, v. a. bei Krebs. Medizinische Behandlung wird dann möglicherweise vernachlässigt. Geringe Trinkmenge und hoher Salzkonsum können Nierenfunktionsstörungen verursachen: lebensgefährlich. Ungünstig bei Bluthochdruck und Herz-Kreislauf-Erkrankungen.

Richtigstellung

Eigensynthese von Vitamin C und Transmutation sind unmöglich. Roher Reis vertreibt keine Parasiten; kann von Verdauung nicht aufgeschlossen werden. Schimmelige Lebensmittel enthalten hochtoxische Pilzgifte (Aflatoxine).

Literatur

Bitsch R, Sinnhuber S, Oberritter H, Großklaus R, Müller MJ, Wolfram G (1994) Alternative Diäten – Wunderdiäten? Akt Ernähr Med 19: 195–211

Jong N de, Dasseldorp M van, Bergsma JS, Arts JCW, Dagnelie PC, Staveren WA van (1996) Growth and Nutritional Status of Macrobiotically Fed Children until 10 Years of Age. Akt Ernähr Med 21: 14–15

Schlankheitsmittel

K. BECKER

7.1
Zuckeraustauschstoffe

Gesamturteil
Zuckeraustauschstoffe wie Sorbit, Xylit und Mannit werden vorwiegend in der Diätetik eingesetzt. Sie liefern Energie (2,4 kcal/g) und haben eine ähnliche Süßkraft wie Haushaltszucker.

Fruchtzucker gilt in der Diabetesdiät auch als Zuckeraustauschstoff, da er vorwiegend insulinunabhängig verstoffwechselt wird. Sein Energiegehalt entspricht dem der Saccharose.
Neue Zuckeraustauschstoffe wie Isomalt, Maltit und Lactit haben ähnliche Eigenschaften wie die oben beschriebenen, sind aber noch nicht offiziell für Diabetiker zugelassen.
Alle Zuckeraustauschstoffe müssen in die Kohlenhydratberechnung der Diabetesdiät einbezogen werden (20 g=1 BE).

7.2
Süßstoffe

Gesamturteil
Süßstoffe liefern keine Energie, sie sollten nicht dazu dienen, den Verzehr von Süßigkeiten zu steigern. Sie bleiben ein Hilfsmittel zur Überbrückung bestimmter Eßsituationen.

Die derzeit in Deutschland zugelassenen Süßstoffe Acesulfam, Aspartam, Cyclamat und Saccharin sind in „normalen" Mengen verträglich, liefern keine Energie (Ausnahme: Aspartam) und haben eine hohe Süßkraft. Sie werden verstärkt in Lebensmitteln des allgemeinen Verzehrs verarbeitet, werden aber immer deklariert.

Im Rahmen des europäischen Binnenmarktes werden weitere Süßstoffe zugelassen.

Süßstoffe werden in der Diabetesdiät verwandt, zugelassen sind dafür derzeit Cyclamat und Saccharin.

7.3
Abführmittel (Laxantien, Laxativa)

Gesamturteil

1. Eine langfristige Einnahme von Abführmitteln ist aufgrund der damit verbundenen gesundheitlichen Risiken (s. u.) generell abzulehnen.
2. Der kurzfristige Abführmittel-Einsatz ist nur in wenigen Fällen gerechtfertigt und sinnvoll (s. unten).
3. Die Verwendung von Abführmitteln als „Schlankheitsmittel" ist nicht zweckmäßig. Ihre gewichtsvermindernde Wirkung basiert auf Wasserverlust und nicht auf einem Fettabbau!
4. Auf das Hungergefühl haben Laxantien keinen Einfluß!

Wirkstoffe und Wirkprinzipien

- Füll- und Quellmittel: unverdauliche und nichtresorbierbare, unter Wasseraufnahme quellende Stoffe; vergrößern das Volumen des Stuhlinhaltes (Agar-Agar, Methylcellulose, Leinsamen, Kleie, Flohsamen u. a.).
- Wässernde (hydragoge) Mittel: hemmen im Dickdarmbereich die Wasserresorption; begünstigen die Flüssigkeitsabsonderung in den Darm (Rizinusöl, Phenolphthalein, Bisacodyl, Natriumpicosulfat; pflanzliche Anthrachinone: Senna, Aloe, Faulbaum u. a.).
- Wasserbindend (osmotisch) wirkende Mittel: regen die Darmbewegung an (Salze: Glaubersalz, Karlsbader Salz, Magnesiumsulfatwässer. Zucker: Mannit, Sorbit, Laktose).
- Stuhlaufweichende Mittel: schlecht oder nichtresorbierbare Öle (Glycerin, Paraffin, Natriumdioctylsulfosuccinat (NDSS) u. a.).

Gesundheitliche Risiken bei langfristiger Einnahme

- Störungen des Flüssigkeits- und Elektrolythaushaltes (Kaliummangel!),
- Darmträgheit und letztendlich Obstipation,
- Gewöhnung (eine Entwöhnung bei Abhängigkeit dauert lange und sollte durch schrittweise Reduktion geschehen, Geduld erforderlich).

Indikation für kurzfristigen Einsatz von Abführmitteln

▪ Bei Hämorrhoiden, Rissen am After und Leistenbrüchen, Bluthochdruck, zerebrale und koronare Gefäßsklerose (Gefahr des Schlaganfalls),

▪ als Vorbereitung auf Operationen und Röntgenuntersuchungen im Darmbereich,

▪ bei längerer Bettruhe,

▪ zur vorsichtigen Unterstützung und ergänzend zur Änderung der Verhaltensweisen bei zunächst noch hartnäckiger Verstopfung.

Sinnvollere Vorgehensweisen zur längerfristigen Stuhlregulierung

▪ Essen ballaststoffreicher Kost (z. B. Kartoffeln, Gemüse, Vollkornbrot, Getreide und frisches Obst);

▪ Vermeiden „stopfender" Nahrungsmittel (z. B. Eier, Weißbrot, Brötchen, Mehlspeisen, Schokolade);

▪ Trinken von ausreichend Flüssigkeit (mindestens 1,5 l pro Tag);

▪ mehr körperliche Bewegung;

▪ Vermeiden von Streß;

▪ Überprüfung von übertriebenen Erwartungen, wie z. B. täglich Stuhlgang haben zu müssen: erst bei weniger als 1–2 Stuhlentleerungen pro Woche kann von behandlungsbedürftiger Verstopfung gesprochen werden!

▪ „Einüben" einer regelmäßigen Darmentleerung; d. h. Impulse zur Stuhlentleerung nicht unterdrücken, sich Zeit lassen; es regelmäßig zur gleichen Zeit versuchen.

Literatur

Langbein K, Martin HP, Weiss H (1988) Bittere Pillen. Nutzen und Risiken der Arzneimittel. Ein kritischer Ratgeber. Kiepenheuer & Witsch, Köln
Stiftung Warentest (1988) Abführmittel. Das Geschäft mit der Ungeduld.
Test Sonderheft 106–111
Stiftung Warentest (1990) Schlankheitsmittel. Dicke Versprechen, dünne Beweise.
Test 10: 67–73

7.4
Appetitzügler

Gesamturteil

1. Die Einnahme von Appetitzüglern ist insgesamt abzulehnen. Sie bringt keine anhaltenden Abnahmeeffekte, ist aber mit hohen Nebenwirkungsrisiken belastet.

2. Zur langfristigen Gewichtskontrolle ist die Umstellung des Ernährungsverhaltens sinnvoller.

3. Im Einzelfall zu prüfen ist der Einsatz von Medikamenten der letzten Ge-
neration, z. B. Dexfenfluramin, die eher als „Sättigungsverstärker" und weniger als Appetitzügler wirken.

Anwendungsbereiche
Reduzierung des Hungergefühls zum Zwecke der Gewichtskontrolle.

Wirkstoffe
Indirekt wirkende Sympathomimetika der Grundtypen Amphetamin und
Ephedrin.

Wirkprinzip
Zentrale Stimulation des Stoffwechsels und Energieverbrauchs, z. T. auch
Hemmung des Appetit- und Sättigungszentrums. Mehr oder weniger stark
ausgeprägte Weckwirkung.

Wirkung auf das Körpergewicht
Kurzfristige Gewichtsreduktion durch Appetithemmung nur für die Dauer
der Einnahme. Rasche Wiederzunahme nach Absetzen des Appetitzüglers,
d. h. kein Langzeiterfolg.

Nebenwirkungen
Konzentrationsstörungen, Leistungsschwäche, Erregungszustände, Reizbarkeit, Persönlichkeitsveränderungen, Schlafstörungen, Erschöpfungszustände,
evtl.: Blutdruckerhöhung, Herzrhythmusstörungen, Nierenversagen u. a.

Bei Dauergebrauch
Abhängigkeitsgefahr! Schwere geistige Veränderungen (Psychosen, Verken-
nungen), Blutungen im Gehirn, Schlaganfall; beim Absetzen: Entzugsdepres-
sionen.

Gegenanzeigen
Appetitzügler dürfen nicht angewendet werden von Kindern und Jugendlichen, während der Schwangerschaft und Stillzeit, bei Bluthochdruck, Erkrankungen des Herzens, des Gefäßsystems, der Nieren und Nebennieren, der
Schilddrüse sowie der Prostata.

Literatur

Langbein K, Martin HP, Weiss H (1988) Bittere Pillen. Nutzen und Risiken der Arzneimittel. Ein kritischer Ratgeber. Kiepenheuer & Witsch, Köln
Stiftung Warentest (1988) Appetithemmer. Krücken mit Tücken.
Test Sdrh Arzneimittel: 117–21
Stiftung Warentest (1990) Schlankheitsmittel. Dicke Versprechen, dünne Beweise.
Test H 10: 67–73

7.5
Diuretika als Schlankheitsmittel

Gesamturteil
Die Verwendung von Diuretika als Schlankheitsmittel ist unsinnig. Die zunächst gewichtsreduzierende Wirkung basiert auf einem Wasserverlust und nicht auf einem Fettabbau. Zur langfristigen Gewichtsreduktion sind Diuretika daher nicht zweckmäßig!

Sinnvolle Anwendungsbereiche
Bluthochdruck, Herzschwäche, Ödeme. Pflanzliche Diuretika können bedingt zur Durchspülungstherapie bei entzündlichen Erkrankungen der ableitenden Harnwege eingesetzt werden.

Wirkstoffe
Vielfältige. Als „Schlankheitsmittel" werden häufig pflanzliche Diuretika angeboten (Attichwurzel, Birkenblätter, Brennesselkraut u. a.).

Wirkprinzip
Steigerung der Ausscheidung von Flüssigkeit und Salzen aus dem Körper, z. T. auch Hemmung der Rückresorption.

Wirkung auf das Körpergewicht
Zunächst Gewichtsabnahme aufgrund des Wasserverlustes, jedoch rasche Wiederzunahme.

Nebenwirkungen
Störungen des Salzhaushaltes (Kaliummangel!). Bei Absetzen nach längerem Mißbrauch als Schlankheitsmittel erfolgt meist eine verstärkte Ödembildung (Rebound-Effekt). Häufige Reaktion des Arztes darauf: Verschreibung eines Diuretikums. Dies ist zu vermeiden, da Gefahr eines Teufelskreises. Es ist abzuwarten, bis die Ödeme sich von selbst zurückgebildet haben.

Gegenanzeigen
Vorsicht bei Gicht und Zuckerkrankheiten.

Literatur

Stiftung Warentest (1990) Schlankheitsmittel. Dicke Versprechen, dünne Beweise. Test 10: 67–73

7.6
Enzyme als Schlankheitsmittel

Gesamturteil
Die Verwendung von Enzymen als Schlankheitsmittel ist unsinnig.

Wirkstoffe
Extrakte aus verschiedenen Früchten wie Ananas, Mango und Papaya bzw. die darin enthaltenen eiweißspaltenden Enzyme Bromelain und Papain.

Angebliches Wirkprinzip
Werbeversprechen geben fälschlicherweise an, die Enzyme würden einen Abbau der Fettdepots fördern oder überschüssige Kohlenhydrate verbrennen.

Tatsächliches Wirkprinzip
Unterstützung der Eiweißverdauung im Darm.

Wirkung auf das Körpergewicht
Keine.

Mögliche Nebenwirkungen
Übelkeit, Erbrechen, Durchfall, allergische Reaktionen.

7.7
Jodhaltige Schlankheitsmittel/Schilddrüsenhormone

Gesamturteil
Die Verwendung von jodhaltigen Schlankheitsmitteln bzw. Schilddrüsenhormonen zwecks Gewichtsabnahme ist abzulehnen.

Wirkstoffe

- Jodhaltige Schlankheitsmittel: Jodhaltiger Blasentang,
- Schilddrüsenhormone: Jod; Jodide; Borverbindungen; Nitrophenole.

Wirkprinzip

Stimulation der Schilddrüse. Führt zu vermehrter Produktion von Schilddrüsenhormonen. Die Steigerung der Verbrennungsvorgänge in der Zelle erhöht den Grundumsatz sowie den Energieverbrauch.
Zu bedenken ist jedoch: Bei gesunder Schilddrüse ist eine kurzfristige Jodgabe wirkungslos. Grund: Im Falle einer entsprechenden Medikation wird die körpereigene Hormonproduktion über die Hypophyse gebremst. Bei längerdauernder Anwendung besteht jedoch die Gefahr einer Drüseninvolution!
Zur deutlichen Steigerung der Energieverbrennung ist die Zufuhr von Mengen notwendig, die die Gefahr einer Hyperthyreosis factitia mit thyreotoxischen Symptomen (Übelkeit, Zittern, Tachykardie, Kopfschmerz, Schweißbildung) beinhalten.

Wirkung auf das Körpergewicht

Bei jodhaltigen Schlankheitsmitteln: nicht belegt.
Bei Schilddrüsenhormonen: Flüssigkeitsausschwemmung und unerwünschter Eiweißabbau, jedoch kein Fettabbau.

Gegenanzeigen

Bei latenter Schilddrüsenüberfunktion Gefahr einer Hyperthyreose.

Literatur

Liebermeister H (1971) Gewichtsreduktion bei Adipositas durch Diät, Medikamente und operative Verfahren. Klin Wschr 49: 125 (über Gewichtsreduktion und Schilddrüsenhormone)
Stiftung Warentest (1990) Schlankheitsmittel. Dicke Versprechen, dünne Beweise. Test 10: 67–73 (über jodhaltige Schlankheitsmittel mit Bewertung von Einzelpräparaten)

Fragen und Antworten zum Thema „gesund essen"

H. OBERRITTER

Wie ändert man sein Eßverhalten?

Richtig essen lernt man in 2 Schritten: Die Ernährungsumstellung verlangt zuerst einen Willensentschluß. Vollwertig zu essen ist alsdann ein Lern- und Trainingsprozeß, der Zeit, Geduld und Ausdauer erfordert. Oft ist mehr als ein Anlauf zur Umstellung nötig, und manchmal müssen mehrere Methoden ausprobiert werden. Gute Unterstützung durch die Umgebung (Familie, Freunde) ist wichtig.

➤ Fragen Sie: *„Welche Erfahrungen haben Sie gemacht/von welchen haben Sie gehört?"*

Ich habe nicht die Willenskraft zum Aufhören!

Ernährungsumstellung ist nicht eine Frage der Willenskraft und schon gar nicht des Charakters. Anders essen muß man lernen. Essen dient manchen Menschen dazu, unangenehme Empfindungen zu unterdrücken oder – durch die Nahrungsaufnahme – kurzfristig angenehm empfundene in den Hintergrund zu drängen. Wer sich gesund ernähren will, muß und kann lernen, dieselben Wirkungen durch günstigere Strategien zu erreichen. Dazu ist Arbeit nötig und eine Portion guter Ideen. Ich bin bereit, Sie beim Aufhören zu unterstützen.

Falls bereits erfolglose Versuche gemacht wurden: Lernen kann man gerade auch aus scheinbaren Mißerfolgen. Mißerfolge sind eigentlich Teilerfolge mit einem Schönheitsfehler; das nächste Mal kann man – dadurch daß man den Fehler erkannt hat – diesen auch besser vermeiden.

➤ Fragen Sie: *„Die Fahrprüfung (o. ä.) haben Sie doch auch geschafft. Wieso sollten Sie die Ernährungsumstellung dann nicht schaffen?"*

Ich bin oft im Streß, und das Essen hilft mir beim Entspannen.
*Ihr Körper hat sich daran gewöhnt, die Streßsymptome durch Essen zu über-
decken. Es gibt auch andere, weniger riskante Wege, um mit Streß fertig zu werden und dafür echte Entspannung zu finden.*

> Fragen Sie: *„Welche anderen Wege könnten Sie sich vorstellen?"*

**Ich bin schon seit 30 Jahren übergewichtig, da hat Ernährungsumstel-
lung doch keinen Sinn mehr.**
*Ernährungsumstellung hat in jedem Alter noch einen Sinn; nicht nur weil langfri-
stig die Lebenserwartung steigt, sondern auch und v. a. weil sich durch eine gesunde Ernährung schon kurzfristig Lebensqualität, Lebensgenuß und Leistungsfähigkeit bessern.*

> Fragen Sie: *„Welche Vorteile könnten Sie von der Umstellung haben?"*

Darüber mag ich schon gar nichts mehr hören!
Oft zu hören von Übergewichtigen, die frustriert sind durch erfolglose Diäten.

*Sie scheinen ziemlich enttäuscht/geladen zu sein. Ich kann verstehen, daß Sie
sich so fühlen, wenn von Ernährungsumstellung die Rede ist. Sie haben offensichtlich schon einiges versucht, und der fehlende Erfolg nimmt Ihnen den Mut.
Andererseits hat gesund essen weiterhin einen Sinn für Sie, und Mißerfolge sind
genau genommen Teilerfolge, wenn man sie nutzt, um aus ihnen etwas für das
nächste Mal zu lernen.*

> Fragen Sie: *„Was meinen Sie, was haben Sie aus Ihren Erfahrungen für ei-
nen nächsten Versuch gelernt?"*

**Ich möchte mein Leben jetzt genießen. Schließlich muß jeder mal ster-
ben, und ob ich mit 70 oder 80 sterbe, ist mir egal!**
*Sie möchten das Leben genießen, und dazu gehört für Sie jetzt das „gute Essen".
Leider kann Ihnen das ungesunde Essen schon mittelfristig einen Strich durch die
Rechnung machen. Nicht einmal wegen des vorzeitigen Sterbens, aber Menschen mit Fehlernährung sind auch ganz allgemein öfter krank, erholen sich weniger rasch und haben ein größeres Risiko, vorzeitig invalid und chronisch krank
zu werden.*

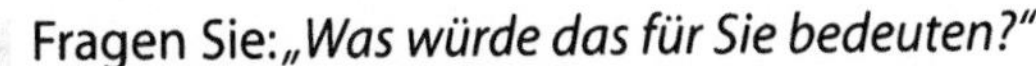 Fragen Sie: *„Was würde das für Sie bedeuten?"*

**Mein Großvater hat zeitlebens Fettes gegessen und ist doch 90
(100 usw.) Jahre alt geworden!**
*Es gibt immer Ausnahmen, die die (traurige) Regel bestätigen, also Menschen,
denen Fettes und Süßes nichts auszumachen scheint. Leider gehören nur wenige
zu diesen Widerstandsfähigen, und weder Sie noch ich können vorhersagen, ob
gerade Ihnen ungesundes Essen nichts ausmachen wird.*

Fragen Sie: *„Wieviel ist es Ihnen wert, es darauf ankommen zu lassen?"*

Was sollte ich konkret tun, um gesünder zu essen?
Weisen Sie auf die 10 Regeln der Deutschen Gesellschaft für Ernährung hin
(vgl. Kap. 3):

1. Vielseitig aber nicht zuviel essen.
2. Wenig Fett und fettreiche Lebensmittel.
3. Würzig, aber nicht salzig essen.
4. Wenig Süßes.
5. Viel Vollkornprodukte.
6. Reichlich Gemüse, Kartoffeln und Obst.
7. Wenig tierisches Eiweiß.
8. Trinken mit Verstand: der Körper braucht Wasser, keinen Alkohol.
9. Öfters kleine Mahlzeiten.
10. Schmackhaft und schonend zubereiten.

Verweisen Sie auf professionelle Hilfe bei der Ernährungsumstellung:
Beratung durch eine Ernährungsfachkraft.

Makronährstoffe

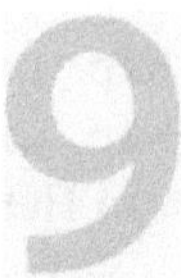

M. HAMM

9.1
Kohlenhydrate (Saccharide)

Struktur
Organische Verbindungen aus C, H und O nach der allgemeinen Summenformel $C_n(H_2O)_n$ aufgebaut – „Kohlen(stoff)-Hydrate". Chemisch: Aldehyd- bzw. Ketonderivate mehrwertiger Alkohole. Nach der Zahl der am Aufbau eines Kohlenhydrats beteiligten Grundbausteine: Monosaccharide, Di- und Oligosaccharide sowie Polysaccharide (komplexe Kohlenhydrate).

Monosaccharide
Glukose, Fruktose, Galaktose. Nach der Zahl der C-Atome unterscheidet man Pentosen (z. B. Ribose) und Hexosen (z. B. Glukose).

Di- und Oligosaccharide
Maltose (Glukose und Glukose), Saccharose (Glukose und Fruktose) als Haushaltszucker, Laktose (Glukose und Galaktose) in Milch, Invertzucker (Fruktose und Glukose) im Honig, Raffinose (Galaktose, Glukose und Fruktose).

Polysaccharide
Glykogen (Reservekohlenhydrat in Leber und Muskeln). Amylopektin und Amylose (= Stärke, Reservekohlenhydrate der Pflanzen). Grundbaustein beider Reservekohlenhydrate: Glukose.

Nicht-Stärke-Polysaccharide
Ballaststoffe wie Zellulose und Pektin.

Funktion
Energiebereitstellung (anaerob und aerob), Beteiligung am Aufbau der Glykoproteine und Proteoglykane. Ballaststoffe gelten als externe Stoffwechselregulatoren des Zucker- und Fettstoffwechsels, der Hunger- und Sättigungsmechanismen und regen die Darmperistaltik an. Vgl. auch Kap. 4.1 (Adipositas),

Kap. 4.2 (Fettstoffwechselstörungen), Kap. 4.3 und 4.4 (Diabetes mellitus), Kap. 4.18 (Obstipation) bzw. weiterführende Informationen zur Prophylaxe von Herz-Kreislauf- und Magen- und Darmerkrankungen.

Zufuhrempfehlung

Mehr als 50 % der Nahrungsenergie. Der Hauptteil als komplexe Kohlenhydrate (vgl. Kap. 3). Ballaststoffe: mindestens 30 g/Tag. 1 g Kohlenhydrate (Zucker, Stärke) entspricht 4,1 kcal bzw. 17 kJ.

Stoffwechsel

Resorption der Kohlenhydrate ausschließlich in Form von Monosacchariden. Kohlenhydratverdauung durch α-Amylase und Disaccharidasen. Monosaccharide, Glukose und Galaktose werden sehr rasch, Fruktose und die Zuckeralkohole langsamer resorbiert.

Transport durch die Pfortader zur Leber. Leberglykogen dient der Blutzuckerregulation, Muskelglykogen als Energiereserve für Muskelarbeit (vgl. Kap. 5). Die Höhe der Blutzuckerkonzentration (Normalbereich zwischen 70–120 mg/dl) wird durch Nahrungsaufnahme, Energieumsatz und hormonelle Regulation beeinflußt. Insulin wirkt blutzuckersenkend und fördert die Glukoseaufnahme in die Muskel- und Fettzellen. Glukagon, Adrenalin, STH, Kortison und Kortisol erhöhen die Blutzuckerkonzentration vorwiegend über eine Glykogenolysesteigerung. Glukoneogenese=Glukoseneubildung aus glukoplastischen Aminosäuren (z.B. bei Kohlenhydratmangel, im Hungerstoffwechsel), Glyzerin, Laktat und Pyruvat. Fruktose und Sorbit werden insulinunabhängig verwertet und dienen in beschränkter Menge Diabetikern als Zuckeraustauschstoffe.

Um die kariogene Wirkung von Zucker zu umgehen, werden Zuckeraustauschstoffe (z.B. Sorbit, Xylit, Mannit und Isomalt) eingesetzt, die allerdings dosisabhängig laxierend wirken können. Kohlenhydratfrei und nicht kariogen sind Süßstoffe wie Saccharin, Cyclamat, Aspartam und Acesulfam-K. Eine hohe Geschmacksschwelle für süß bleibt allerdings erhalten, wenn nicht versucht wird, mit allen Süßungsmitteln sparsam umzugehen.

Mangelerscheinungen

Die Mindestmenge an Nahrungskohlenhydraten wird mit etwa 100 g/Tag angegeben, um die Folge eines Kohlenhydratmangels im Stoffwechsel wie Hypoglykämie (Kap. 4.3 und 4.4), verminderte Glukosetoleranz, Ketose und Störungen im Bereich des Wasser- und Mineralstoffhaushaltes zu vermeiden. Ballaststoffmangel: Obstipation (Kap. 4.18), Divertikulose.

Überdosierung/ernährungsabhängige Krankheiten

▪ Allgemeine energetische Überernährung: Adipositas (Kap. 4.1).

▪ Zucker in Verbindung mit schlechter Zahnhygiene: Zahnkaries (Kap. 4.32).

▪ Einseitige Ernährung mit bevorzugtem Verzehr von zuckerhaltigen Lebensmitteln: Vitamin- und Mineralstoffmangelerscheinungen („Nährstoffverdrängung") möglich (vgl. Kap. 10 und 11).

▪ Zucker: Insulinstimulation.

▪ Ballaststoffe in isolierter Form und hoher Dosierung: Möglichkeit einer verminderten Resorption von Kalzium, Magnesium, Eisen und Zink.

▪ Bei Diabetes mellitus, Hypertriglyzeridämie und Adipositas ist der Zuckerverzehr einzuschränken.

Eine kohlenhydratbetonte Kost – vorzugsweise in Form komplexer Kohlenhydrate – trägt wirksam zur Prävention von Übergewicht bei (gute Sättigungswirkung, hohe Nährstoffdichte, Fettreduzierung).

Lebensmittelempfehlungen

Die Kohlenhydrataufnahme sollte überwiegend in Form von Getreide, Kartoffeln, Gemüse, Hülsenfrüchten und Obst erfolgen.

Kohlenhydratreiche Kostformen

Vegetarismus (vgl. Kap. 6.3), Sportlerernährung (vgl. Kap. 5).

9.2
Fette (Lipide)

Aufbau

Das Fettmolekül (Triglyzerid) besteht aus 1 Teil Glyzerin und 3 Fettsäuren. Es gibt verschiedene Fettsäuren, die sich nach der Anzahl der C-Atome, d. h. ihrer Kettenlänge (kurz-, mittel- und langkettig) und dem Vorhandensein von Doppelbindungen (Maßstab für die Ungesättigtheit) unterscheiden: gesättigte, einfach ungesättigte, mehrfach ungesättigte Fettsäuren (= Polyensäuren).

Funktion

Fette (Neutralfette, Triglyzeride) haben in der Ernährung im wesentlichen zwei Aufgaben: zum einen eine unspezifische als Energieträger (1 g Fett=9,3 kcal bzw. 38 kJ) und Lieferant von C-Atomen für Biosynthesen und zum anderen eine spezifische als Quelle fettlöslicher essentieller Nährstoffe (mehrfach ungesättigte Fettsäuren, Vitamine A, D und E). Fett ist für die Resorption der fettlöslichen Vitamine A, D, E und K notwendig. Triglyzeride sind in Form des Depotfetts Energiespeicher und üben als Organfett auch mechanische Schutzfunktionen aus, z. B. im Bereich der Nieren.

Mehrfach ungesättigte essentielle Fettsäuren werden vom Organismus v. a. in Phospholipide eingebaut, die integrierter Bestandteil aller Zellstrukturen (Zellmembranen, insbesondere auch der Mitochondrien) sind. Eine weitere wichtige Funktion der essentiellen Fettsäuren ergibt sich aus ihrer Eigenschaft als Ausgangssubstanz für die Synthese von regulatorisch wirksamen Prostaglandinen (Eikosanoiden). Von diätetischer Bedeutung sind insbesondere die ω-6-Fettsäuren (cis-Linolsäure und γ-Linolensäure) und ω-3-Fettsäuren (α-Linolensäure und Eicosapentaensäure) als Vorstufen der Eikosanoide der 1er- und 3er-Reihe. Diskutiert wird ein diätetischer Einsatz bei Neurodermitis, rheumatischen Erkrankungen und dem Prämenstruellen Syndrom.

In der mediterranen Ernährungweise spielt Olivenöl mit seinem hohen Gehalt an einfach ungesättigten Fettsäuren als Hauptfettquelle eine wichtige Rolle. Dem Olivenöl wird eine LDL-Cholesterin senkende Wirkung zugeschrieben, ohne jedoch den HDL-Cholesteringehalt zu beeinflussen.

Zufuhrempfehlung

25–30 % der Energiezufuhr bei leichter bis mittelschwerer Arbeit. Bei Schwerstarbeit und Leistungssport kann der Fettanteil zur Reduzierung des Nahrungsvolumens auch 5–10 % über der Empfehlung liegen. Mehrfach ungesättigte Fettsäuren mit cis-Konfiguration und bestimmten Positionen der Doppelbindungen sind essentiell (z. B. cis-Linolsäure). Zufuhrempfehlung für Erwachsene: 10 g Linolsäure/Tag. Die Empfehlung für ω-3-Fettsäuren liegt bei etwa 1 g/Tag. Pflanzenöle und fettreiche Seefische weisen einen hohen Gehalt an mehrfach ungesättigten Fettsäuren auf.

Stoffwechsel

Abbau der Triglyzeride im Dünndarm durch die Pankreaslipase zu Fettsäuren und β-Monoglyzeriden. Unter Vermittlung der Gallensäuren werden die Produkte der Lipasewirkung in wasserlösliche Form (Choleinsäuren) überführt und resorbiert. Langkettige Fettsäuren werden in Form der Chylomikronen über das Lymphsystem abtransportiert. Kurzkettige Fettsäuren (bis zu 10 C-Atomen) können nach der Resorption in freier Form direkt über die V. portae die Leber erreichen. Triglyzeride aus mittelkettigen Fettsäuren C_8-C_{12} (MCT-Fette) haben insbesondere für Patienten mit Maldigestion und Malabsorption diätetische Bedeutung. Sie werden auch in Abwesenheit von Gallensäuren rasch und vollständig verwertet. Die β-Oxidation, d. h. der Fettsäureabbau in den Mitochondrien dient der Energiegewinnung.

Mangelerscheinungen

Nur bei extrem fettarmer Ernährung und damit verbundenem Mangel an essentiellen Fettsäuren: Hyperkeratotische Dermatose. Für industriell hergestellte Milchersatznahrungen ist ein der Muttermilch angepaßter Linolsäuregehalt gesetzlich festgelegt.

Überdosierung/ernährungsabhängige Erkrankungen

Allgemeine energetische Überernährung: Adipositas (Kap. 4.1). Die Fettbilanzierung ist für die Prävention von Übergewicht ausschlaggebend. Prinzipiell ist zwar die Umwandlung von Nahrungskohlenhydraten in Fett möglich, doch erst wenn die Gesamtkohlenhydratzufuhr pro Tag den Energiebedarf übersteigt, werden Kohlenhydrate in nennenswertem Umfang der Fettsäuresynthese zugeführt. Kohlenhydrate werden bevorzugt zur Deckung des Energiebedarfs herangezogen, während Nahrungsfett bei Überschreiten des Energiebedarfs leicht in den Fettdepots eingelagert werden kann.

Gesättigte Fettsäuren heben die Cholesterinwerte (ausgeprägter als die Nahrungscholesterinaufnahme!) im Blut an, einfach und mehrfach ungesättigte Fettsäuren senken sie. Eine zu energiereiche Ernährung führt zum Anstieg der Cholesterinwerte und Triglyzeride im Blut. Zur Ernährungstherapie bei Fettstoffwechselstörungen bzw. Fettreduktion und Fettmodifikation vgl. Kap. 4.2.

Lebensmittelempfehlungen

Erwachsene mit leichter körperlicher Arbeit können etwa 30–40 g Fett in Form von Streich- und Zubereitungsfett (Butter, Margarine, Öl, Sahne, Bratfette) und einen ebenso hohen Anteil in Form von Lebensmitteln, die fetthaltig sind oder Fett in verarbeiteter Form enthalten (Käse, Wurst, Fleisch, Eier, Gebäck, Süßwaren usw.), aufnehmen.

Literatur

Deutsche Gesellschaft für Ernährung (Hrsg) (1995) Empfehlungen für die Nährstoffzufuhr. Umschau, Frankfurt

9.3
Eiweiße (Proteine)

Aufbau

Ein Proteinmolekül besteht aus 100 und mehr Aminosäuren, deren charakteristischer Bestandteil Stickstoff (N) ist. Wirksam und biologisch aktiv sind nur die L-Aminosäuren. Aminosäuren enthalten sowohl die sauer reagierende Carboxylgruppe (-COOH) als auch die alkalisch reagierende Aminogruppe (-NH$_2$). Als Peptidbindung bezeichnet man die Verknüpfung von 2 Aminosäuren unter Wasserabspaltung. Man unterscheidet Aminosäuren, Oligopeptide und Polypeptide. Es gibt 20 Aminosäuren, die in essentielle (Valin, Leucin, Isoleucin, Threonin, Methionin, Phenylalanin, Tryptophan, Lysin, Histidin) und nichtessentielle eingeteilt werden. Einige Aminosäuren sind unter bestimmten Bedingungen und besonderen Belastungssituationen essentiell (z.B. Arginin und Glutaminsäure).

Die für ein Protein charakteristische und genetisch festgelegte Reihenfolge (Sequenz) der Aminosäuren wird als Primärstruktur bezeichnet. Die räumliche Anordnung (Konformation) der Polypeptidketten führt zur Sekundär- (z.B. Faltblatt- und α-Helix-Struktur), Tertiär- und Quartärstruktur eines Proteins. Sequenz und Struktur entscheiden über die biologische Funktion eines Proteins (z.B. Enzymprotein, Eiweißhormon).

Funktion

Nahrungsprotein versorgt den Organismus mit den zum Aufbau und Erhalt körpereigener Proteine und zahlreicher Wirkstoffe benötigten Aminosäuren. Proteine sind Strukturelemente der Muskelfasern und Gerüstsubstanz der Knochen, der Sehnen und der Haut. Ebenfalls aus Eiweißstoffen bestehen die Immunproteine, Enzyme, bestimmte Hormone (z.B. das Insulin), das Hämoglobin und weitere Transportproteine im Blut. Aus Aminosäuren entstehen auch biogene Amine (z.B. Histamin) und Neurotransmitter (z.B. Serotonin).

Zufuhrempfehlungen

Es besteht nur ein Bedarf an Aminosäuren, dennoch sind die Zufuhrempfehlungen für Proteine formuliert, da sie in dieser Form mit der Nahrung aufgenommen werden (täglich 0,8 g Eiweiß/kg KG für Erwachsene; Zuschlag während Schwangerschaft ab 4. Monat 10 g/Tag und während der Stillzeit 15 g/Tag). Weitere Proteinzufuhrempfehlungen: vgl. Leistungssport (Kap. 5).

Stoffwechsel

Die mit der Nahrung aufgenommenen Proteine werden durch Zusammen- und Nebeneinanderwirken der verschiedenen Proteasen und Peptidasen des Magen- und Pankreassaftes sowie der Mukosazellen des Dünndarms bis zu den Aminosäuren aufgespalten. Die Wirkung der proteolytischen Enzyme auf die Nahrungseiweißstoffe wird durch Denaturierung (Zubereitung der Speisen durch Kochen bzw. Säuredenaturierung im Magen) erleichtert. Die Resorption von L-Aminosäuren erfolgt auf dem Weg des sekundären Transportes. Zentrales Stoffwechselorgan des Aminosäurenstoffwechsels ist die Leber. Die Endprodukte des Proteinstoffwechsels wie Harnstoff, Harnsäure und

Kreatinin werden mit dem Urin ausgeschieden, ein Teil des Proteinstickstoffs geht über Faeces, Haut, Haare und Nägel verloren.

Mangelerscheinungen

Proteinmangel führt im Wachstumsalter zu körperlicher, in schweren Fällen auch zu geistiger Unterentwicklung. Kombinierter Energie- und Proteinmangel kann im extremen Hungerzustand zu Marasmus führen. In westlichen Industrieländern liegt die Proteinaufnahme durch die Ernährung allerdings deutlich über der empfohlenen Zufuhr.

Überdosierung/ernährungsabhängige Krankheiten

Schäden infolge überhöhter Proteinzufuhr (bis zum doppelten der empfohlenen Proteinmenge) sind bei Erwachsenen nicht bekannt (zum Leistungssport vgl. Kap. 5). Bei der Zufuhr von tierischem Protein muß jedoch die damit verbundene gleichzeitige Aufnahme von Fett, Cholesterin und Purinen beachtet werden. Bei Nierenerkrankungen muß die Nahrungsproteinaufnahme entsprechend eingeschränkt werden.

Lebensmittelempfehlungen

Proteinreiche Lebensmittel sind Fleisch, Fisch, Milch und Milchprodukte, Ei, Hülsenfrüchte, Haferflocken, Teigwaren und Brot. Mischungen verschiedener pflanzlicher und tierischer Eiweißträger sind aufgrund der Ergänzungswirkung oft besser als einzelne eiweißhaltige Lebensmittel (dadurch Erhöhung der biologischen Wertigkeit=BW).
Die klassische Definition der BW bezieht sich auf die Gramm Körperprotein, die aus 100 g resorbiertem Nahrungseiweiß gebildet oder ersetzt werden können. Als Bezugswert BW=100 dient Volleiprotein. Tierische Proteine liegen im Bereich von 80–100, pflanzliche im Bereich von 60–80. In der Ernährungspraxis spielt die isolierte Betrachtung einzelner BW jedoch keine Rolle.
Ein klassisches Beispiel für eine vorteilhafte Ergänzungswirkung ist die Kartoffel-Ei-Kombination. Aber auch Mischungen aus Getreide und Milchprodukten oder aus Getreide und Hülsenfrüchten haben eine hohe biologische Wertigkeit.

Literatur

Deutsche Gesellschaft für Ernährung (Hrsg) (1995) Empfehlungen für die Nährstoffzufuhr. Umschau, Frankfurt

9.4
Wasser

Der menschliche Körper besteht zur Hälfte und mehr aus Wasser; beim erwachsenen Mann zu 60 %, bei der erwachsenen Frau (da ausgeprägteres Fettgewebe) zu 50 % und beim Säugling zu 70 %. Der tägliche Wasserumsatz (s. Tabelle 9.1) beträgt etwa 6 % des Körperwassers beim Erwachsenen und etwa 20 % beim Säugling (bezogen auf den Ganzkörperwasserbestand).

Tabelle 9.1 Wasserbilanz (ml/Tag) des Erwachsenen[a]

	Wasseraufnahme	Wasserabgabe	
Getränke	1.300	Urin[e]	1.300
Wasser in fester Nahrung[b]	800	Stuhl	150
Oxidationswasser[c]	300	Haut	500
		Lunge	450
Gesamt[d]	2.400		2.400

[a] 2.400 kcal, 73 kg;

[b] 0,33 ml/kcal;

[c] Protein 54 g/Tag (9 % der Gesamtenergie), Fett 70 g/Tag (27 %), Kohlenhydrate 370 g/Tag (63 %);

[d] 1 ml/kcal;

[e] Urinvolumen entspricht Trinkvolumen

Die Angaben gelten für einen normalen Energieumsatz bei durchschnittlichen Klimabedingungen in der Bundesrepublik Deutschland. Je weniger man ißt, desto mehr sollte man trinken, denn bei geringerer Nahrungsaufnahme fehlen das in Lebensmitteln enthaltene Wasser und das Oxidationswasser. Außerdem fallen mehr harnpflichtige Substanzen an.

Erhöhter Bedarf

Bei hohem Energieumsatz, Hitze, trockener kalter Luft, reichlichem Kochsalzverzehr, hoher Proteinzufuhr und pathologischen Zuständen wie Fieber, Erbrechen, Durchfall usw. Bei Hitzearbeit kann der tägliche Wasserbedarf das 3–4 fache der oben angegebenen Werte erreichen, in extremen Situationen über 10 l/Tag.

Substanzen, welche in Form von osmotisch aktiven Teilchen im Harn ausgeschieden werden (Kochsalz, Harnstoff als Endprodukt des Proteinabbaus usw.), benötigen bei vermehrter Zufuhr oder Bildung im Körper für die Ausscheidung über die Niere eine erhöhte Wasserzufuhr.

Mangelerscheinungen

Wassermangel führt rasch zu schwerwiegenden Schäden. Schon nach 2–4 Tagen ist der Organismus nicht mehr in der Lage, harnpflichtige Substanzen auszuscheiden. Es kommt schließlich zu Bluteindickung und Kreislaufversagen.

9.5
Alkohol

Alkohol in Bier, Wein und Spirituosen (s. Tabelle 9.2) ist unter anderem auch unter energetischen Aspekten zu diskutieren. Alkohol wird im Körper zu etwa 95% für die Energiegewinnung ausgenützt. Etwa 5% werden in Harn, Schweiß und Atemluft (hier als Acetaldehyd) ausgeschieden. Männliche Erwachsene decken derzeit im Mittel 8% der Energiezufuhr durch Alkohol. Dieser Befund ist ernährungsphysiologisch ungünstig. Alkohol in größeren Mengen schädigt die Gesundheit (Hypertriglyzeridämie, Bluthochdruck, Organschäden, Sucht) und erhöht den Bedarf an zahlreichen essentiellen Nährstoffen.

Tabelle 9.2 Alkohol- und Energiegehalt der gebräuchlichen alkoholischen Getränke

Alkoholische Getränke	Energiegehalt		Alkoholanteil	Alkoholanteil am Brennwert
	kcal/l	MJ/l	g/l	(%)
Bier	etwa 500	2,0	30–50	42– 70
Wein	etwa 600	2,5	60–90	70–100
Likör	etwa 2.900	12,0	200–300	48– 72
Branntwein	etwa 3.500	14,5	400–500	80–100

Literatur

Feuerlein W (1979) Alkoholismus – Mißbrauch und Abhängigkeit. Thieme, Stuttgart
Teschke R, Lieber CS (Hrsg) Alkohol und Organschäden. Witzstrock, Baden-Baden
Trojan A (1980) Epidemiologie des Alkoholkonsums und der Alkoholkrankheit in der Bundesrepublik Deutschland. Internist Welt 8: 241–251

Mikronährstoffe: Vitamine

D. HÖTZEL • C. KÜPPER • A. ZITTERMANN

10.1
Fettlösliche Vitamine

10.1.1
Retinol/Vitamin A

Patientenfragen

▶ Kann durch Lebensmittel eine Vitamin-A-Vergiftung auftreten?
In der Regel ist dies nicht möglich. Lediglich Leber kann in Abhängigkeit vom Alter und der Futterzusammensetzung der Schlachttiere hohe bis sehr hohe Vitamin-A-Gehalte aufweisen. In Ausnahmefällen sind bei Personen, die mehrmals in der Woche über Monate hinweg besonders Vitamin A-reiche Leber verzehrten, Symptome einer Vitamin-A-Vergiftung aufgetreten. Schwangere sollten jedoch auf den Genuß von Leber verzichten, da wegen der hohen Vitamin-A-Gehalte teratogene Schäden nicht auszuschließen sind.

▶ Kann ich besser sehen, wenn ich mehr Vitamin A esse?
Frühes Zeichen eines Vitamin-A-Mangels kann eine gestörte Hell-Dunkel-Adaptation bzw. vermindertes Dämmerungssehen (Nachtblindheit) sein. Ein ausgeprägter Mangel kann zur Erblindung führen. Bei ausreichender Vitamin-A-Versorgung hat eine erhöhte Zufuhr jedoch keinen Einfluß auf das Sehvermögen. In der Bundesrepublik Deutschland tritt eine suboptimale Vitamin-A-Versorgung bei einem Teil der jungen Frauen und Senioren auf. Ausgeprägte Mangelerscheinungen treten praktisch nur bei bestimmten Patientengruppen auf (z. B. Personen mit Fettmaldigestion bzw. -absorption).

▶ Kann ich meine Akne durch Aufnahme hoher Mengen an Vitamin A bessern?
Vitamin A stellt einen epithelialen Schutzfaktor dar. In sehr hoher Dosierung kommt es bei Akne und Psoriasis zu einer Milderung der Symptome. Die Sicherheitsspanne von Vitamin A ist allerdings sehr gering. Bereits Dosierungen, die die

Zufuhrempfehlungen um das 10fache überschreiten, können bei längerfristiger Anwendung (über Monate bis Jahre) zu Intoxikationen führen. Hohe Vitamin-A-Dosierungen sind daher rezeptpflichtig. Von einer Selbstmedikation ist dringend abzuraten.

Zur Behandlung von Akne und Psoriasis stehen verschiedene rezeptpflichtige Retinoide zur Verfügung, die eine bessere therapeutische Wirkung und eine geringere Toxizität als Vitamin A aufweisen. Besondere Vorsicht bei der Verschreibung höherer Dosierungen an Vitamin A bzw. Retinoiden ist aufgrund der potentiell teratogenen Wirkung dieser Substanzen bei Frauen im gebärfähigen Alter angezeigt.

Kann ich durch hohe Vitamin-A-Zufuhr der Entstehung von Krebs vorbeugen?
In älteren Untersuchungen wurde berichtet, daß bei einer besseren Versorgung mit Vitamin A bzw. dessen Vorstufen, den Carotinen, das Risiko für bestimmte epitheliale Tumore reduziert ist. Heutzutage weiß man, daß die Schutzfunktion weniger durch Vitamin A als vielmehr durch die Carotine ausgeübt wird. Hierbei entfalten die Carotine Wirkungen, die unabhängig von ihrer Provitamin-A-Funktion sind.

Chemie/Eigenschaften
β-Iononring plus isoprenoide Seitenkette; fettlöslich, empfindlich gegenüber Säure, Sauerstoff, Licht; bestimmte Carotine (z.B. β-Carotin) fungieren als Provitamine.

Biologische Funktionen
Beteiligung am Sehvorgang, Wirkung auf Wachstum, Proteinbiosynthese und Zelldifferenzierung (v.a. im Bereich des Epithelgewebes) durch nukleäre Effekte und Glykosilierung bestimmter Proteine.

Stoffwechsel
Resorption erfolgt nur bei gleichzeitiger Anwesenheit von Fett, Speicherung in der Leber (etwa 90% des Körperbestandes). Transport im Plasma an Retinolbindendes Protein (RBP) und Präalbumin gebunden (molares Verhältnis 1:1:1).

Erfassung des Versorgungsstatus
Schwierig; Serumspiegel wird homöostatisch reguliert, Absinken erst bei Erschöpfung der Leberspeicher (Normalwerte Männer: >35 µg/dl, Frauen > 30 µg/dl); verschiedene Störfaktoren sind zu beachten: katabole Stoffwechsellage einschließlich Reduktionsdiät, Proteinmangel sowie Leberzirrhose er-

niedrigen, Einnahme von Östrogenen sowie Niereninsuffizienz erhöhen den Serum-Retinolspiegel; in Ausnahmefällen ist eine Leberpunktion zur Erfassung des Versorgungsstatus (Normalwerte: >10 mg/g Lebergewebe) notwendig.

Empfohlene Zufuhr pro Tag

Die Angaben erfolgen in Retinoläquivalenten; dabei wird die Umwandlung aus Carotinen berücksichtigt (Frauen: 0,8 mg/Tag; Männer: 1,0 mg/Tag, Kinder: 0,6–1,1 mg/Tag, aufgrund der Leberspeicher ist eine tägliche Zufuhr nicht notwendig).

Vorkommen in Lebensmitteln

Retinol kommt nur in tierischen Lebensmitteln vor, pflanzliche Lebensmittel enthalten lediglich Provitamine; Lebensmittel mit praktischer Bedeutung sind: Milchprodukte, Innereien, bestimmte Gemüse (z. B. Karotten, Grünkohl, Spinat, Brokkoli); die gleichzeitige Aufnahme von Fett ist notwendig – Zerkleinern und Erhitzen der Nahrung verbessert die Bioverfügbarkeit.

Mangel/Mangelerscheinungen

Bei Gesunden sind v. a. Senioren, junge Frauen und Veganer gefährdet.

Ursache Eine geringe alimentäre Aufnahme durch falsche Lebensmittelauswahl oder -zubereitung bzw. durch geringe Nahrungszufuhr; in besonderem Maße sind außerdem Patienten mit chronischen Fettmalabsorptionserkrankungen betroffen.

Symptome Frühes Symptom ist eine gestörte Hell-Dunkel-Adaptation, im weiteren Verlauf kommt es zu spärlichem Tränenfluß, Verhornung der Augenbindehaut, im Endstadium Erblindung; weitere Symptome sind: Keratinisierung von Haut und Schleimhäuten verbunden mit Austrocknung, Bildung von Rissen sowie erhöhter Infektanfälligkeit.

Toxizität

Akut Säuglinge 50 mg; Erwachsene 600 mg.
Chronisch Säuglinge 3–4 mg/Tag; Erwachsene 10–15 mg/Tag.

Symptome Übelkeit, Erbrechen, Kopfschmerzen, Hyperkalzämie, Spontanfrakturen, Hepatomegalie, Anämie; bei Niereninsuffizienz sind Retinolgaben kontraindiziert, Frauen im gebärfähigen Alter sollten nicht mehr als 2,7–3,3 mg (8.000–10.000 I.E.) zusätzlich zur Nahrung aufnehmen (Gefahr teratogener Schäden).

Trägt Vitamin D zur Prophylaxe der Osteoporose bei?
Vitamin D fördert die Aufnahme von Kalzium aus dem Darm und die Mineralisation der Knochen. Bei Vitamin-D-Mangel kommt es bei Kindern zu Rachitis und bei Erwachsenen zu Osteomalazie. Eine unzureichende Versorgung mit Vitamin D und/oder Kalzium kann die Entstehung einer Osteoporose fördern. Es gibt jedoch keine Beweise, daß bei ausreichender Versorgungslage (ggf. Erfassung des Serum-25-Hydroxy-Vitamin-D-Spiegels) eine erhöhte Vitamin-D-Aufnahme von Nutzen ist.

Kann eine übermäßige Sonneneinwirkung zu einer Vitamin-D-Intoxikation führen?
Nein. Bei intensiver Sonnenbestrahlung erreicht die Vitamin-D-Produktion in der Haut ein Plateau, das nicht überschritten wird. In diesem Fall werden aus der Vorstufe des Vitamin D (7-Dehydrocholesterin) vermehrt die Vitamin-D-unwirksamen Substanzen Lumisterol und Tachysterol gebildet.

Mit welchen Lebensmitteln kann ich meinen Vitamin-D-Bedarf decken?
Nur sehr wenige Lebensmittel weisen nativ einen Vitamin-D-Gehalt auf, der einen nennenswerten Beitrag zur Versorgung liefern kann. Hierzu zählen insbesondere bestimmte Fischarten (z. B. Heilbutt, Thunfisch, Sardinen, Lachs, Aal, Hering). Von größerer Bedeutung für die Vitamin-D-Versorgung ist in der Regel die kutane Synthese. Personengruppen, bei denen eine ausreichende Vitamin-D-Bildung in der Haut nicht gewährleistet ist (Säuglinge, Senioren, Dunkelhäutige, Verschleierte), sind daher besonders gefährdet.

Chemie/Eigenschaften
Steroidgrundgerüst. Vitaminwirksamkeit besitzen Ergo- (Vitamin D_2) und Cholekalziferol (Vitamin D_3); fettlöslich, empfindlich gegenüber Säure, Sauerstoff, Licht.

Biologische Funktionen
Aufrechterhaltung der Kalzium- und Phosphorhomöostase des Organismus durch Förderung der intestinalen Kalzium- und Phosphorresorption; Funktionen im zellulären Bereich (Insulinsekretion, Zelldifferenzierung, Beeinflussung der Immunregulation) durch Kontrolle der Kalziumhomöostase (Kalzium fungiert als „second messenger").

Stoffwechsel
Es gibt 2 Vitamin-D-Quellen: die kutane Synthese nach UV-Bestrahlung sowie die alimentäre Zufuhr; die Aktivierung von Vitamin D erfolgt über eine

Hydroxylierung an Position 25 (Leber) und Position 1 (Niere) zur Wirkform Kalzitriol (Hormoncharakter). Phenobarbital, Phenhydantoin und chronischer Alkoholismus vermindern die biologische Halbwertzeit von 25-Hydroxy-Vitamin-D.

Erfassung des Versorgungsstatus
25-Hydroxy-Vitamin-D-Spiegel im Serum mittels Proteinbindungsassay (Normalwerte: 10–60 ng/ml).

Empfohlene Zufuhr pro Tag
Säuglinge 10 µg/Tag, Kinder und Erwachsene 5 µg/Tag; eine alimentäre Zufuhr ist bei Gesunden, die sich häufig im Freien aufhalten, nicht unbedingt notwendig.

Vorkommen in Lebensmitteln
Nur wenige Lebensmittel (bestimmte Fische und Pilze) sind reich an Vitamin D, beim Gesunden trägt die kutane Synthese in der Regel zu etwa 80% (bis 90%) zur Versorgung bei.

Mangel/Mangelerscheinungen
Ursachen Unzureichende kutane Synthese (bei gleichzeitig geringer alimentärer Zufuhr), besonders gefährdet sind Säuglinge (Rachitisprophylaxe!), Senioren, Dunkelhäutige, Verschleierte; weiterhin treten Mangelerscheinungen bei Vitamin-D-Stoffwechselstörungen sowie (relativ selten) bei Fettmalabsorptionserkrankungen auf.

Symptome Rachitis bei Säuglingen und Kleinkindern, einhergehend mit Skelettdeformationen, erhöhter Infektanfälligkeit, Myopathie, tetanischen Krämpfen; Osteomalazie beim Erwachsenen, einhergehend mit Verbiegungen und Frakturen besonders belasteter Knochen.

Toxizität
Kinder sollten die Aufnahme von 25 µg/Tag (1.000 I.E.) nicht überschreiten; bei Erwachsenen treten Intoxikationen ab 250 µg/Tag auf, bei Personen mit Sarkoidose rufen bereits Vitamin-D-Gaben von 25–50 µg/Tag eine Hypervitaminose hervor;

Symptome Kopfschmerzen, Polyurie, Diarrhö, Exsikkose, Anorexie, Hyperkalzämie, Verkalkung von Weichteilen (insbesondere Intima der Gefäße und Nieren).

Prophylaktischer Einsatz

Es gibt 3 Arten der Rachitisprophylase:

Stoßprophylaxe 15 mg Vitamin D 2- bis 3mal im Säuglingsalter.

Stumme Prophylaxe d. h. Anreicherung der Säuglingsmilch mit 10 µg/l (obligatorisch in der Bundesrepublik Deutschland).

Kontinuierliche Prophylaxe d. h. tägliche Gabe von 10–12,5 µg Vitamin D.

Die kontinuierliche und die stumme Prophylaxe sollten gleichzeitig angewandt werden.

Therapeutischer Einsatz

2,5–7,5 mg Vitamin D täglich bei Rachitis oder Osteomalazie; bei gestörtem Vitamin-D-Stoffwechsel kommen Metabolite zur Anwendung. Bei chronischer Einnahme von Phenobarbital: Gabe von 25–125 µg 25-Hydroxy-Vitamin-D pro Tag; bei Hypoparathyreoidismus, renaler Osteodystrophie und Vitamin-D-abhängiger Rachitis Typ 1: Gabe von 0,5–2 µg Kalzitriol bzw. 1-α Vitamin D pro Tag (abhängig vom Serum-Kalziumspiegel); bei Vitamin-D-abhängiger Rachitis Typ 2: Gabe von bis zu 30 µg Kalzitriol pro Tag!

10.1.3
Tocopherol/Vitamin E

Patientenfragen

▶ **Braucht man zusätzliches Vitamin E, wenn man eine Kost zu sich nimmt, die reich ist an mehrfach ungesättigten Fettsäuren?**

Mehrfach ungesättigte Fettsäuren werden durch Vitamin E vor Oxidation geschützt. Das Vitamin E selbst wird dabei verbraucht. . Deshalb ist eine vermehrte Aufnahme dieses Fettsäurentyps mit einem erhöhten Bedarf an Vitamin E verbunden. Der Mehrbedarf liegt bei durchschnittlich 0,5 mg Vitamin E pro Gramm zusätzlicher mehrfach ungesättigter Fettsäuren. Ein Teil derjenigen Nahrungsmittel, die reich an mehrfach ungesättigten Fetten sind, enthält bereits eine größere Menge an Vitamin E (z. B. Sonnenblumenöl, Weizenkeimöl, Haselnüsse). Bei einem anderen Teil der Lebensmittel ist dagegen auf eine zusätzliche Vitamin-E-Aufnahme zu achten (z. B. bei Safloröl, Fischsorten wie Hering und Makrele, Nußarten wie Walnüsse, Cashew usw.).

▶ **Man hört immer mehr von der Rolle der Vitamine bei der Bekämpfung der gefährlichen „freien Radikale" im Körper. Was bedeutet das?**

Freie Radikale sind sehr reaktionsfähige, aggressive Substanzen, die im Organismus (z. B. zur Abwehr von Mikroorganismen) gebildet werden oder durch die Ein-

wirkung gewisser Umweltchemikalien, bei Verwendung von bestimmten Medikamenten und durch verschiedene andere Faktoren und Einflüsse entstehen. Sie sind gefährlich, da sie Strukturen, Zellen und Gewebe im Körper angreifen und Schäden verursachen können. Es wurde festgestellt, daß die Vitamine C und E sowie Carotin verschiedene Körpergewebe vor Schäden durch freie Radikale schützen können.

➤ Sind Vitamin-E-Zusätze gut verträglich?

Vitamin E kann im Körper gespeichert werden. Dennoch hat bei gesunden Menschen die Einnahme höherer Dosen noch nie ernsthafte Nebenwirkungen hervorgerufen. Die meisten Vitamin-E-Zusätze sind so formuliert, daß die Dosierung 50mg/Tag beträgt. Diese Konzentration liegt unter derjenigen, bei der kleinere Beschwerden wie Unbehagen im Magen-Darm-Trakt bekannt wurden.

➤ Inwieweit können Vitamin-E-Zusätze das Altern verzögern oder das Leben verlängern?

Bei Tieren wurde nachgewiesen, daß Vitamin E gewisse Bestandteile des Gewebes vor der Oxidation (Schädigung durch aggressive Sauerstoffverbindungen, eine Art der Gewebealterung) schützt. Ein Mangel an Vitamin E könnte danach Alterungsprozesse beschleunigen. Es liegen aber keinerlei Beweise dafür vor, daß Vitamin E in hohen Dosen den Alterungsprozeß verzögern könnte.

Chemie/Eigenschaften

Derivate des Chromanols mit gesättigter (Tocopherole) oder ungesättigter (Tocotrienole) isoprenoider Seitenkette sowie unterschiedlicher Anzahl und Position von Methylierungen am Chromanol; aufgrund asymmetrischer C-Atome ist auch die Stereochemie wichtig, die einzelnen Derivate weisen deutlich unterschiedliche biologische Aktivität auf; Esterbindungen sind möglich: Wichtigste Handelsform von Vitamin E ist D-α-Tocopherylacetat (1 mg entspricht 1 I.E.); fettlöslich, aber auch wasserlösliche Derivate; hitzebeständig bis 200°C in Abwesenheit von O_2 und Peroxiden, empfindlich gegenüber Tageslicht.

Biologische Funktionen

Schutz von ungesättigten Fettsäuren vor Peroxidation, Radikalfänger, direkter Zellmembranschutz; wichtig zur Aufrechterhaltung der Funktionstüchtigkeit des Nervengewebes, der Muskulatur und des Blutes; synergistische Wirkung der Vitamine E und C sowie von Vitamin E und Selen.

Stoffwechsel

Passive Resorption zusammen mit Fett, ggf. vorherige Spaltung von Esterbindungen; Transport im Plasma in der LDL-Fraktion; hohe Gehalte in Fettgewebe, Leber und Muskulatur. Am häufigsten findet man D-α-Tocopherol, welches auch die höchste biologische Wirksamkeit aufweist; Körperbestand von einigen Gramm bietet in der Regel Reservekapazität für mehrere Jahre; Ausscheidung größtenteils über die Fäzes.

Erfassung des Versorgungsstatus
Tocopherolgehalt im Plasma (Grenzwert: 0,5 mg/dl), Relation von Tocopherol zu Gesamtlipid im Plasma (Grenzwert: 0,8 mg/g Gesamtlipid).

Empfohlene Zufuhr pro Tag
Die Angaben erfolgen in Tocopheroläquivalenten, wobei eine Vitaminwirksamkeit für α-, β-, γ- und δ-Tocopherol von ungefähr 100:50:25:1 besteht; Erwachsene: 12 mg/Tag. Bei Aufnahme an Polyensäuren >19 g/Tag werden 0,5 mg D-α-Tocopherol pro Gramm hinzugerechnet.

Vorkommen in Lebensmitteln
Vitamin E kommt in fast allen Lebensmitteln vor, hohe Gehalte in Speiseölen; Lebensmittel mit praktischer Bedeutung: pflanzliche Streichfette und Öle, Gemüse, Vollkornprodukte.

Mangel/Mangelerscheinungen
Ursachen Alimentär bedingt äußerst selten; niedrige Vitamin-E-Spiegel findet man aufgrund unzureichender Resorption durch biliäre Atresien, hepatobiliäre Erkrankungen, zystische Fibrose, chronische Hämolyse sowie aufgrund geringer Tocopherolspeicher bei Neugeborenen und insbesondere Frühgeborenen.

Symptome Hämolyseneigung der Erythrozyten, Vitamin-E-responsive Ödeme, neuromuskuläre Störungen, Anomalien der Skelettmuskulatur bis hin zu Muskeldystrophie; Störungen aufgrund eines Vitamin-E-Mangels können in bestimmten Bereichen teilweise oder ganz durch Gaben von Selen verhütet werden.

Toxizität
Sehr gering, 200–600 mg/Tag gelten als unschädlich, bei Dosierungen bis 3.000 mg/Tag vereinzelt Nebenwirkungen wie Kopfschmerz, Müdigkeit, Übelkeit, Diplopie, Muskelschwäche, gastrointestinale Beschwerden, Gerinnungsstörungen.

Prophylaktischer Einsatz

◼ Tägliche orale Gaben von 10–100 mg D-α-Tocopherol zur Unterstützung der natürlichen antioxidativen Substanzen; ein positiver Effekt konnte besonders bei Rauchern nachgewiesen werden.

◼ Vor Anwendung einer Sauerstofftherapie bei Früh- und Neugeborenen sollte der Vitamin-E-Plasmaspiegel prophylaktisch auf Werte von 1,1–3,1 mg/dl eingestellt werden, um eine Retinopathie zu vermeiden.

◼ Zur Krebsprophylaxe wird eine Vitamin-E-Megadosierung diskutiert; gesichert ist bisher aber nur, daß Häufigkeiten bestimmter Tumore mit niedrigen Vitamin-E-Spiegeln korrelieren (Brustkrebs bei Frauen, Dickdarmkrebs bei Männern).

◼ Im Bereich der kardiovaskulären Erkrankungen wird ebenfalls ein prophylaktischer Einsatz in Erwägung gezogen, da Vitamin E den HDL-Spiegel erhöht und nach neueren Studien die Bildung von oxidiertem LDL vermindert, welches erst in dieser Form wesentlich an der Entstehung einer Arteriosklerose beteiligt ist.

◼ Ein Vitamin-E-Zusatz von 300 mg/kg Nahrung zeigte eine sehr gute Immunstimulation.

Therapeutischer Einsatz

Bei erhöhter Hämolyseneigung von Früh- und Neugeborenen 10–50 mg/Tag D-α-Tocopherol; bei chronischer Cholestase und anderen hepatobiliären Erkrankungen Vitaminsubstitution i.m.; bei Claudicatio intermittens mehrmonatige Behandlung mit Vitamin E (300 mg/Tag); gute Erfolge auch bei Therapie des Muskelkrampfes; Beschwerdebesserung konnte auch bei Frauen mit Prämenstruellem Syndrom durch Dosen von 150–600 I.E. /Tag erreicht werden.

10.1.4
Vitamin K

Patientenfragen

▷ **Welche Lebensmittel sind Vitamin-K-reich?**
Reich an Vitamin K sind Innereien, Fleisch, Geflügel, Sauerkraut, Weiß-, Rot-, Grün-, Rosen- und Blumenkohl, Sojabohnen, Spinat, Brokkoli.

▷ **Ist bei der Einnahme von gerinnungshemmenden Medikamenten auf Vitamin K in Lebensmitteln zu achten?**
*Bei der Einnahme von gerinnungshemmenden Medikamenten wie Marcumar®
wird empfohlen, den Verzehr von Vitamin-K-reichen Lebensmitteln einzuschrän-*

ken bzw. diese zu meiden. In der Regel sollte nicht mehr als eine Portionsgröße von etwa 150 g 1mal pro Woche von den oben aufgeführten Lebensmitteln gegessen werden. Es sollte eine regelmäßige Kontrolle des Gerinnungsstatus erfolgen.

Chemie/Eigenschaften
Derivat des Naphthochinon plus isoprenoide Seitenkette. Vitamin K_1=Phyllochinon, Vitamin K_2=Menachinon, Vitamin K_3=Menadion, viele synthetische Präparate mit unterschiedlicher Vitaminwirksamkeit; fettlöslich; empfindlich gegenüber Licht und Alkali, stabil gegenüber Hitze und Sauerstoff.

Biologische Funktionen
Beteiligung an der Blutgerinnung in Form der Vitamin-K-abhängigen Faktoren II (Prothrombin), VII, IX und X sowie der Proteine C, M, S und Z. Carboxylierung spezifischer Glutamat-Reste in einer Reihe von Proteinen; Funktion bei der Knochenmineralisation in Form des Knochenproteins Osteokalzin; möglicherweise Beteiligung an der oxidativen Phosphorylierung (Atmungskette).

Stoffwechsel
Resorption zu 20–60% vorrangig nach Abspaltung der Seitenkette als Menadion, zur Resorption sind Gallensalze und Fette erforderlich; Transport im Blut in Form der Lipoproteine, Speicherung in der Leber, hier wird durch Anfügen einer Seitenkette an Menadion bevorzugt Vitamin K_1 und K_7 synthetisiert; Reservekapazität 2–6 Wochen; Ausscheidung im Harn in Form von Glukuroniden.

Erfassung des Versorgungsstatus
Erfassung der Funktion Vitamin-K-abhängiger Gerinnungsfaktoren wie z.B. die Verlängerung der Thromboplastinzeit (Quick-Test); Radioimmunoassay für abnormales Prothrombin zum Nachweis eines sehr geringen Vitamin-K-Mangels.

Empfohlene Zufuhr pro Tag
Kinder: 15–70 µg/Tag; Erwachsene ab 25 Jahre: Frauen: 65 µg/Tag; Männer: 80 µg/Tag; kein Mehrbedarf für Schwangere und Stillende; enteral synthetisiertes Vitamin K trägt in bislang unbekanntem Ausmaß zur Bedarfsdeckung bei.

Vorkommen in Lebensmitteln
Die beste Vitamin-K-Quelle ist grünes Blattgemüse. Unter den tierischen Lebensmitteln ist Leber eine gute Quelle, aber auch andere Innereien; Lebensmittel mit praktischer Bedeutung sind: Getreide und Milchprodukte, Eier, Gemüse sowie Fleisch.

Mangel/Mangelerscheinungen

Ursachen Physiologischer Vitamin-K-Mangel bei Neugeborenen aufgrund fehlender Speicher und geringer Zufuhr über die Frauenmilch (s. Abschnitt "Prophylaktischer Einsatz"); im Rahmen von Grundkrankheiten wie chronischen Lebererkrankungen und bei Fettmalabsorption oder bei nicht ausreichend substituierter parenteraler Ernährung, bei Einnahme von Antikoagulantien, bei Antibiotikatherapie, bei Erwachsenen selten alimentär bedingt;

Symptome Hypoprothrombinämie, Neigung zu Hämorrhagien, insbesondere im Gehirn; „fetales Warfarin-Syndrom" aufgrund unzureichender Bildung des Knochenproteins Osteokalzin.

Toxizität

Phyllochinon und Menachinon sind relativ untoxisch, Menadion (Vitamin K_3) führte parenteral in Dosen von 5–25 µg/Tag bei Säuglingen und Kindern oft zu hämolytischer Anämie, Hyperbilirubinämie und Kernikterus; als Ursachen sind jedoch eher die Nebenwirkungen der unphysiologischen Form des Präparates anzusehen.

Prophylaktischer Einsatz

Generelle Neugeborenen-Prophylaxe durch wiederholte orale Gabe (2 mg) im Rahmen der ersten drei Vorsorgeuntersuchungen oder einmalige intramuskuläre Gabe von 1 mg Vitamin K_1, Frühgeborene 0,5–1 mg Vitamin K_1 parenteral. Es kann alternativ eine Vitamin-K-Prophylaxe bei Schwangeren mit 10–20 mg oral oder 2–5 mg i.m. 48 Stunden bis einige Stunden vor der Entbindung durchgeführt werden.

Therapeutischer Einsatz von Vitamin-K-Antagonisten

Zahlreiche Antagonisten des Vitamin K werden in der Klinik als Antikoagulantien eingesetzt: Dicumarol, Marcumar, Tromexan, Warfarin, Difenacoum, Bromdifenacoum, Chlor-K. Sie blockieren den Vitamin-K-Stoffwechsel an unterschiedlichen Stellen.

Patienteninformationen (zu Kapitel 10.1.3 und 10.1.4)

AID Nr. 2532/1995 Vitamine und Mineralstoffe sind lebensnotwendig
DGE Nr. 110900/1992 Richtig essen

10.2
Wasserlösliche Vitamine

10.2.1
Thiamin/Vitamin B$_1$

Patientenfragen

Können Depressionen durch Einnahme von Thiamin gebessert werden?
Eine Depression kann ein frühes Symptom für eine unzureichende Versorgung mit Thiamin oder anderen B-Vitaminen sein. In solchen Fällen ist die Substitution des fehlenden Vitamins hilfreich. Eine Depression kann jedoch vielfältige Ursachen haben und sollte daher nur durch einen Facharzt behandelt werden, der u. a. zu beurteilen hat, ob die Ernährung eine Rolle spielen kann.

Kann man sich durch Einnahme großer Mengen von Vitamin B$_1$ vor Mückenstichen schützen?
Thiamin hat einen ausgeprägten Geruch und wirkt dadurch als Repellent gegen Insekten. Wenn es in hohen Dosen aufgenommen wird, dringt dieser Geruch durch die Poren. Auf die Geruchswirkung von Thiamin zur Mückenabwehr kann man sich jedoch nicht verlassen.

Ist Zucker (Saccharose) ein Vitamin-B$_1$-Räuber?
Nein. Zucker kam in den Verruf ein Thiaminräuber zu sein, weil der menschliche Organismus für den Abbau von Glukose Thiamin benötigt. Andere Makronährstoffe wie Kohlenhydrate, Fett, Proteine und Alkohol benötigen zur Metabolisierung ebenfalls Thiamin.

Kann eine erhöhte Thiaminzufuhr eine Besserung von Herpes-Symptomen bewirken?
Bei Herpes, insbesondere bei der „Gürtelrose", wird Thiamin in hoher Dosierung verordnet. Nach ärztlichen Erfahrungen ist es hierdurch möglich, die Krankheitsdauer zu verkürzen und die starken Schmerzen zu mildern. Auch bei Schmerzen anderer Genese wird hochdosiertes Thiamin, häufig als Kombinationspräparat mit Pyridoxin (Vitamin B6) erfolgreich eingesetzt.

Chemie/Eigenschaften
Pyrimidin- plus Thiazolrest plus alkoholische Gruppe. Sehr gut wasserlöslich, empfindlich gegenüber Alkalien, Sauerstoff, schwefliger Säure und Sulfiten.

Biologische Funktionen

Koenzymfunktion bei verschiedenen Ketosäureoxidasen, die an der Energiegewinnung beteiligt sind (oxidative Decarboxylierung von Pyruvat, Zitratzy-
klus), sowie bei der Transketolasereaktion im Pentosephosphatzyklus. Im
ZNS entfaltet Thiamin wahrscheinlich zusätzlich Funktionen, die von der
Wirkung als Koenzym unabhängig sind.

Stoffwechsel

Für Thiamin existiert ein dualer Resorptionsmechanismus (1. aktiv, carriervermittelt und auf etwa 1 mg/Einzeldosis limitiert, 2. passive Resorption, pro-
zentual gering). Daraus ergibt sich, daß physiologische Dosen nahezu quantitativ resorbiert werden, bei hohen Gaben (im Grammbereich) sinkt die Resorptionsrate auf etwa 5–10%; lipidlösliche Thiaminanaloga weisen bei hoher
Dosierung eine wesentlich bessere Bioverfügbarkeit auf; die biologische Halbwertzeit von Thiamin beträgt etwa 9–18 Tage, die Ausscheidung erfolgt über
den Harn.

Erfassung des Versorgungsstatus

Methode der Wahl ist die Aktivitätsbestimmung der erythrozytären Transke-
tolase vor und nach Thiaminpyrophosphatzugabe (α-ETK).
Grenzwerte: 1,0–1,14 normal; 1,14–1,25 marginale Versorgungslage; >1,25 defi-
zitäre Versorgungslage.

Weitere Methoden sind: Thiaminbestimmung in Harn, Vollblut und Serum
mittels HPLC und Fluorometrie.

Empfohlene Zufuhr

Der Bedarf ist abhängig vom Energieumsatz. Der Richtwert für die Thiaminzufuhr liegt bei 0,5 mg/1.000 kcal (0,12 mg/MJ), die Aufnahme von 1 mg/Tag
sollte beim Erwachsenen auch bei geringer Energiezufuhr nicht unterschrit-
ten werden; aufgrund der geringen biologischen Halbwertzeit von Thiamin
ist eine regelmäßige Zufuhr notwendig.

Vorkommen in Lebensmitteln

Lebensmittel mit praktischer Bedeutung sind Vollkornprodukte, Hülsenfrüchte, Schweinefleisch und Kartoffeln.

Mangel/Mangelerscheinungen

Häufigkeit Bei der gesunden Bevölkerung wird ein ausgeprägter Thiamin-
mangel praktisch nicht beobachtet, suboptimale Versorgungszustände treten je nach Bevölkerungsgruppe bei bis zu 30% der Untersuchten auf.

Ursachen Eine geringe Nahrungsaufnahme, falsche Lebensmittelauswahl sowie Verluste bei der küchentechnischen Zubereitung von durchschnittlich 20–40%. Ausgeprägte Mangelzustände treten in westlichen Ländern v. a. bei Alkoholikern infolge von Fehlernährung, verminderter intestinaler Resorption sowie gestörtem Thiaminstoffwechsel auf.

Symptome Unspezifische Mangelerscheinungen sind Appetitlosigkeit, Reizbarkeit, Schlaflosigkeit, Aggressivität; im fortgeschrittenen Stadium treten kardiovaskuläre Symptome (periphere Ödeme, Tachykardien, Atemnot, Herzvergrößerung) sowie nervöse Störungen (periphere Neuritis, Muskelschwäche, Muskelkrämpfe, Muskellähmungen) auf, klassische Mangelerkrankung ist die Beri-Beri.

Toxizität

Thiamin besitzt eine geringe Toxizität, die orale Zufuhr von Thiamin im Grammbereich wird als unbedenklich angesehen, anaphylaktische Schockreaktionen, die bei parenteraler Gabe (10–200 mg) auftraten, werden auf Verunreinigungen der Präparate zurückgeführt.

Prophylaktischer Einsatz

Bei der Gefahr eines alimentären Mangels erfolgen Thiamingaben in Höhe der Zufuhrempfehlung, bei fortgesetztem Alkoholabusus wird die intravenöse Gabe von 50 mg Thiamin/Woche bzw. von oral 1–2 g Thiamin/Tag oder 2–5 mg/Tag an lipidlöslichen Thiaminanaloga empfohlen.

Therapeutischer Einsatz

Thiamingaben von 1–5 g/Tag werden bei vasomotorischen Kopfschmerzen und Migräne, zur Schmerzbekämpfung bei Herpes zoster sowie bei chronischem Alkoholismus (gleichzeitige Alkoholabstinenz!) erfolgreich eingesetzt (Ausnutzung des dualen Resorptionsmechanismus); bei Alkoholikern werden ebenfalls lipidlösliche Thiaminanaloga therapeutisch angewandt (orale Gaben von 50 mg/Tag über mehrere Wochen).

10.2.2
Riboflavin/Vitamin B$_2$

Patientenfrage

> **Warum färbt sich der Urin oft intensiv gelb, wenn man Riboflavin oder ein Multivitaminpräparat einnimmt?**
Es besteht kein Grund zur Beunruhigung. Wenn mehr wasserlösliche Vitamine eingenommen werden als der Körper verwerten kann, wird der Überschuß mit dem Urin ausgeschieden. Dieser Vorgang wird besonders beim Vitamin B$_2$ sichtbar, das eine intensive Gelbfärbung aufweist.

Chemie/Eigenschaften

Isoalloxazin plus Ribitylseitenkette, hohe Strukturspezifität; geänderte Seitenkette oder Veränderungen am Isoalloxazin führen zu geringerer Vitaminaktivität oder zu Antivitaminen; wasserlöslich; licht- und hitzeempfindlich, 15–20% Lagerungs- und Zubereitungsverluste.

Biologische Funktionen

Vitamin B$_2$ ist in Gestalt seiner Wirkformen Flavinmononukleotid (FMN) und Flavinadenindinukleotid (FAD) Koenzym zahlreicher Flavoproteine mit zentraler Bedeutung im oxidativen Stoffwechsel: Atmungskette, Stoffwechsel von Aminosäuren, Fettsäuren, Kohlenhydraten, Abbau von Purinen. Die eigentliche Funktion liegt in der Übertragung von Wasserstoff. Weiterhin ist Vitamin B$_2$ beteiligt an der Bildung und Beseitigung von Radikalen („oxidativer Streß").

Stoffwechsel

Resorption erfolgt im proximalen Dünndarm nach Spaltung aus proteingebundener oder veresterter Form, wobei das Maximum der Resorption auf etwa 25 mg/Tag geschätzt wird; Transport im Blut mittels bestimmter Serumproteine oder durch Riboflavin-bindendes Protein (RFBP); Bildung der Wirkformen hauptsächlich in der Leber; Konzentration im Gehirn ist unabhängig von der Versorgung relativ konstant; Reservekapazität 2–6 Wochen; Ausscheidung in freier Form (etwa 25%) oder als Metabolite im Harn; Schilddrüsenhormone, ACTH und Aldosteron fördern die Umwandlung von Riboflavin in seine Wirkformen, Phenothiazinderivate und trizyklische Antidepressiva hemmen die Bildung von FMN.

Erfassung des Versorgungsstatus

Aktivierungskoeffizient der erythrozytären Glutathion-Reduktase (bei

α-EGR >1,2 besteht Riboflavinunterversorgung); Riboflavinausscheidung im Harn nach 3 mg Testdosis: 20% sollten im 24-h-Urin wiedergefunden werden.

Empfohlene Zufuhr pro Tag

Erwachsene: Frauen: 1,5 mg/Tag, Männer: 1,7 mg/Tag, mindestens aber 1,2 mg/Tag, wenn nicht mehr als 2.000 kcal aufgenommen werden.

Vorkommen in Lebensmitteln

Wesentliche Quellen sind: Milch und Milchprodukte, Fleisch, Gemüse, Eier und Vollkornprodukte. Besonders reich an Riboflavin sind Leber, Bierhefe und viele Seefische.

Mangel/Mangelerscheinungen

Ursachen Unzureichende alimentäre Zufuhr, Resorptionsstörungen, Alkoholabusus;

Symptome Wachstumsstörungen, Anämien, Degeneration des Nervengewebes, Vaskularisierung der Cornea, Katarakt, Dermatitis; bei leichten Ariboflavinosen Mundwinkelrhagaden, Atrophie der Zungenschleimhaut, Rötung und Schuppung der Haut um Augenwinkel und Nasolabialfalten sowie Dystrophie der Fingernägel.

Toxizität

Riboflavin weist eine geringe Toxizität auf: Sicherheitsfaktor >300 (Spanne zwischen der Empfehlung und dem Auftreten von Nebenwirkungen).

Therapeutischer Einsatz

Riboflavin-Dosen von 20–40 mg/Tag können sich bei Patienten mit rezessiver familiärer Methämoglobinämie positiv auswirken; eine Phototherapie bei Neugeborenen-Ikterus kann durch Riboflavin (z.B. 0,5 mg Riboflavin-Na-Phosphat/kg KG) positiv unterstützt werden.

10.2.3
Pyridoxin/Vitamin B_6

Patientenfragen

Sind positive Wirkungen erhöhter Vitamin-B_6-Gaben bekannt?
Nach Angaben aus der Literatur ist die Behandlung der Homocystinurie (genetischer Defekt der Cystathionin-b-Synthase) mit Vitamin-B_6-Gaben von

250–300mg/Tag sinnvoll. Die Cystathioninurie (genetischer Defekt der Cysta-thionin-c-Lyase) wird bei Dosierungen von 400mg/Tag normalisiert. Auch die Primäre Oxalose Typ 1 kann durch Vitamin B6 (150–1.000mg/Tag) verbessert werden. Durch Wechselwirkung von Isoniazid und D-Penicillamin mit Vitamin B6 ist der Bedarf an Pyridoxin insbesondere bei länger andauernder Medikamen-teneinnahme erhöht (Vitamin-B_6-Gaben: 25–100mg/Tag).

Positive Wirkungen von Vitamin B_6 werden beim Prämenstruellen Syndrom, beim Karpaltunnelsyndrom sowie beim Chinese-restaurant-Syndrom disku-tiert.

Die dauerhafte Verwendung von hochdosierten Vitamin-B_6-Präparaten sollte ärztlich kontrolliert werden, da grundsätzlich ein Intoxikationsrisiko im Sin-ne einer neurotoxischen Wirkung besteht.

Kann Vitamin B_6 Harnsteinrezidiven vorbeugen?

Ein positiver Beitrag zur Vorbeugung eines Rezidivs beim Kalziumoxalatsteinlei-den ist denkbar. Mehr als 90–95% der mit dem Harn ausgeschiedenen Oxalsäu-re entstammt nicht dem Oxalatgehalt der Nahrung, sondern dem endogenen Stoffwechsel. Eine ausreichende Versorgung mit Vitamin B6, aber auch mit ande-ren Vitaminen der B-Gruppe (B1, B2, Folat usw.) kann dazu beitragen, daß die Stoffwechselwege, die zu einer Verminderung der Oxalatsynthese führen, begün-stigt werden (B-Vitamine als Koenzyme entsprechender Enzyme).

Chemie/Eigenschaften

Pyridinderivate, die sich durch die funktionelle Gruppe am C-4-Atom unter-scheiden. Entsprechende Verbindungen sind Pyridoxal, Pyridoxol, Pyridox-amin und deren 5'-Phosphorsäureester: Alle 6 Vitamin-B_6-wirksamen Verbin-dungen können im Stoffwechsel ineinander umgewandelt werden. In saurer Lösung ist die Stabilität recht gut, in neutraler und alkalischer Lösung und durch Lichteinwirkung jedoch rasche Zerstörung. Gegen Hitze ist Pyridoxin stabil, während Pyridoxamin und Pyridoxol hitzelabil reagieren.

Biologische Funktionen

Biologische Wirkung als Koenzym (Pyridoxal-5'-Phosphat=PLP) von zahlrei-chen Enzymen des Aminosäurestoffwechsels (AS=Aminosäuren): Amino-transferasen, L-AS-Decarboxylasen (Bildung von biogenen Aminen: Hist-amin, Tyramin, Tryptophan, Bildung von Neurotransmittern: Dopamin, Sero-tonin, γ-Aminobuttersäure), δ-Aminolävulinsäuresynthase (Hämsynthese), Cystathioninsynthase u.a., Förderung des AS-Transports in die Zellen und der AS-Resorption durch Stimulation der Wachstumshormonsekretion.

Stoffwechsel

Weitgehend vollständige Resorption durch passive Diffusion; Bildung der Wirkform (PLP) in der Leber; Ausscheidung zu 50% als 4-Pyridoxinsäure; Speicherung hauptsächlich als PLP in der Muskulatur; Körperbestand: etwa 100 mg (40–150 mg) beim Erwachsenen.

Methoden zur Bestimmung der Versorgungslage

Messung der Transaminaseaktivität in Erythrozyten, Ermittlung des Aktivierungskoeffizienten der Transaminase in den Erythrozyten durch Stimulation mit PLP (α-EAST=Erythrozyten-Aspartataminotransferase), PLP-Konzentration im Plasma, Ausscheidung von 4-Pyridoxinsäure im 24-h-Harn (Auskunft über die aktuelle Versorgung), Ausscheidung von Xanthurensäure nach oraler Belastung mit 5 g L-Tryptophan (ungeeignet für Frauen mit Östrogeneinnahme).

Referenzbereich für PLP: 14,6–72,8 nmol/l; Grenzwerte: α-EAST 3 1,85; 4-Pyridoxinsäure Männer: <0,6 mg/l, Frauen: <0,5 mg/l; Xanthurensäure >30 mg/24 h.

Empfohlene Zufuhr pro Tag

Erwachsene: Männer: 1,8 mg, Frauen: 1,6 mg; Korrelation mit der Proteinzufuhr: 0,02 mg/g Protein.

Vorkommen in Lebensmitteln

Nahezu in sämtlichen tierischen und pflanzlichen Lebensmitteln; hohe Gehalte in Fleisch, Fleischwaren, Innereien, Geflügel, Fisch, Vollkorngetreideprodukten, Hülsenfrüchten.

Mangel/Mangelerscheinungen

Ursachen Ungenügende Zufuhr, erhöhter Bedarf, fehlerhafte küchentechnische Lebensmittelbehandlung; sekundär: Lebererkrankungen, Malabsorptionssyndrome, chronisch hoher Alkoholkonsum, chronische Einnahme von oralen Kontrazeptiva, Antikonvulsiva, Kortikosteroiden, Penicillamin, Hydralazin;

Mangelerscheinungen Entsprechend der zentralen Funktion von PLP im AS-Stoffwechsel findet man: Wachstumsstörungen, Störungen der Proteinsynthese, Atrophie der Muskeln, der Keimdrüsen, Störungen der Laktation, Dermatitis an stammfernen Körperregionen, eisenresistente Anämie, Ataxie, Paresen, Krämpfe.

Therapeutischer Einsatz

Behandlung des Prämenstruellen Syndroms, des Karpaltunnelsyndroms; vorgeschlagene Dosierungshöhe 50–100 mg/Tag.

Toxizität

Einnahme von >200 mg Pyridoxin-HCl über längere Zeit kann zu Neuropathien führen. Akute orale LD_{50} für verschiedene Spezies wurde mit täglich 1 g/kg KG ermittelt.

10.2.4
Kobalamin/Vitamin B$_{12}$

Patientenfrage

➤ **Wie kann bei einer streng vegetarischen Ernährung Vitamin B12 zugeführt werden?**

Da Lebensmittel wie Milch, Käse und Eier gute Lieferanten für Vitamin B_{12} sind, bestehen bei einer vegetarischen Kost, die ausreichend Milchprodukte und Eier enthält, im Hinblick auf das Vitamin B_{12} keine ernsthaften Versorgungsprobleme. Werden dagegen Lebensmittel aus dieser Gruppe gänzlich gemieden und ausschließlich pflanzliche Nahrung verzehrt, kommt es zu stark erniedrigten Serum-Vitamin-B_{12}-Spiegeln. Dann ist die Verwendung von angereicherten Lebensmitteln oder Multivitaminpräparaten zu empfehlen.

Eine besonders kritische Situation entsteht, wenn Säuglinge von Müttern gestillt werden, die sich streng vegetarisch (veganisch) ernähren. Aufgrund der daraus resultierenden niedrigen Vitamin-B_{12}-Spiegel in der Muttermilch kann es bei den Kindern zu megaloblastischer Anämie und neurologischen Störungen kommen.

Chemie/Eigenschaften

Porphyrinähnliche Grundstruktur (Corrin)+Kobalt als Zentralatom+Benzimidazolseitenkette ergibt die Kobalaminstruktur mit einem leicht austauschbaren Liganden. Dies führt zu einer Vielzahl von Kobalaminen, Haupthandelsform: Cyanokobalamin; wasserlöslich, gegen Hitze und im Dunkeln sehr stabil.

Biologische Funktionen

Wirkformen sind das Adenosyl- und das Methylkobalamin. Letzteres ist Methylgruppenüberträger bei der Methioninsynthese, hierdurch enge Beziehung zur Folsäure und damit zur DNA-Synthese, insbesondere bei schnell proliferierendem Gewebe. Adenosylkobalamin wirkt in den Mitochondrien beim Abbau ungeradzahliger und verzweigtkettiger Fettsäuren.

Stoffwechsel

Proteingebundenes Kobalamin wird bei der Verdauung freigesetzt und an den „intrinsic factor", ein Glykoprotein aus der Magenschleimhaut, gebunden. Dieser Komplex wird im Ileum mit geringer Geschwindigkeit aktiv resorbiert; passive Resorption ist bei hohen Gaben möglich, jedoch unökonomisch (0,4–0,9%). Mittlere Resorptionsverluste liegen bei 50%. Transport im Blut erfolgt an Transkobalamin II zur Leber, wo die Koenzymformen synthetisiert werden. Vitamin B_{12} unterliegt einem enterohepatischen Kreislauf. Körperbestand 3–5 mg, davon 60% in der Leber, 30% in der Muskulatur; biologische Halbwertszeit etwa 400 Tage, daher Reservekapazität für mehrere Jahre ausreichend.

Medikamente und Drogen wie orale Kontrazeptiva, Zytostatika, Biguanide, Alkohol und Tabakrauch verringern die Resorption und führen dadurch häufig zu erniedrigten Plasmaspiegeln. „Lachgas" (N_2O) stört die Synthese der Koenzymformen und kann so Mangelsymptome hervorrufen.

Erfassung des Versorgungsstatus

Ermittlung der Serumkonzentration mittels Radioimmunoassay (Grenzwert 150 pg/ml).

Empfohlene Zufuhr pro Tag

Jugendlichen und Erwachsenen wird die Aufnahme von 3,0 µg/Tag empfohlen; mikrobiell enteral synthetisiertes Vitamin B_{12} trägt vermutlich nicht zur Bedarfsdeckung bei.

Vorkommen in Lebensmitteln

Biosynthese nur von Mikroorganismen möglich, daher praktisch kein Vorkommen in pflanzlichen Lebensmitteln. Gute Lieferanten sind Leber, Fisch, Fleisch, Eier, Milch und Käse.

Mangel/Mangelerscheinungen

Aufgrund der relativ hohen Speicher und der geringen Umsatzrate an Vitamin B_{12} machen sich Mangelerscheinungen erst nach Jahren bemerkbar.

Ursachen

■ Resorptionsstörungen infolge chronischer Magenschleimhautentzündung, entzündlicher Veränderungen im unteren Dünndarm oder nach Magenresektion;

■ unzureichende alimentäre Zufuhr, vulnerabel sind Schwangere, Stillende und Veganer;

■ unzureichende Verwertung aufgrund angeborener Enzymdefekte.

Symptome Klassische Vitamin-B$_{12}$-Mangelkrankheit ist die „perniziöse Anämie" bedingt durch die Störung einer normalen Zellteilung im Knochenmark (megaloblastische Anämie) und in der Mucosa; weiterhin morphologische und funktionelle Anomalien des Nervensystems (*z. B.* funiculäre Myelose), Störungen des Lipidstoffwechsels und mitochondrialer Enzyme.

Ein Vitamin-B$_{12}$-Mangel führt generell zu einer reduzierten Utilisation von Folsäure und damit auch zu Symptomen eines Folsäuremangels.

Toxizität

Die Toxizität von Vitamin B$_{12}$ ist sehr gering; Dosen im Bereich von einigen mg/kg KG werden ohne Schäden vertragen.

Prophylaktischer Einsatz

In Situationen eines erhöhten Bedarfs (Schwangerschaft, Stillzeit) und bei streng vegetarischer Ernährung prophylaktische Zufuhr in Form von angereicherten Lebensmitteln und Multivitaminpräparaten.

Therapeutischer Einsatz

Gaben von Vitamin B$_{12}$ sollten immer in Kombination mit Folsäure erfolgen! Bei Kobalamin-Mangelkrankheiten und bei angeborenen Enzymdefekten, die den Kobalamin-Stoffwechsel beeinflussen (z. B. Methylmalonylazidämie, Homocystinurie): Therapie mit 1–3 mg Kobalamin pro Tag intramuskulär für einige Tage, dann 1 mg/Woche; bei oraler Gabe von Megadosen ist die geringe Resorptionsrate zu beachten.

10.2.5
Niacin

Chemie/Eigenschaften

Vitaminwirksamkeit besitzen Nikotinsäure und Nikotinsäureamid, als Provitamin fungiert die Aminosäure Tryptophan (aus 60 mg Tryptophan kann bis zu 1 mg Niacin gebildet werden).

Biologische Funktionen

Koenzym (als NAD und NADP) von Wasserstoff-übertragenden Dehydrogenasen. NAD-abhängige Reaktionen dienen hauptsächlich der Energiegewinnung durch oxidative Prozesse, NADP-abhängige Reaktionen werden für reduktive Biosynthesen (Fettsäuren, Steroide, Glutathion) benötigt.

Stoffwechsel

Resorption von Niacin aus NAD bzw. NADP nahezu quantitativ; in Zerealien, insbesondere Mais, liegt ein Teil des Niacins als Niacytin (Peptid-gebunden) vor, das im Magen-Darm-Trakt nicht ausnutzbar ist; Alkalienbehandlung (z. B. Tortillaherstellung) ist notwendig, um die Bioverfügbarkeit aus Niacytin zu erhöhen.

Erfassung des Versorgungsstatus

Renale Ausscheidung von N-Methylnikotinsäureamid (Normalwerte: 7–10 mg/Tag), besser: Verhältnis N-Methyl-6-pyridon-3-carboxamid/N-Methylnikotinsäureamid (Normalwerte: 1,3–4,0).

Empfohlene Zufuhr pro Tag

Die Angaben erfolgen in Niacinäquivalenten, dabei wird die Umwandlung aus Tryptophan berücksichtigt, der Bedarf ist abhängig vom Energieumsatz; Erwachsene: Frauen: 15 mg/Tag, Männer: 18–20 mg/Tag, Kinder: 9–17 mg/Tag.

Vorkommen in Lebensmitteln

In Lebensmitteln weit verbreitet. Niacinreich sind Fleisch, Fisch und Bohnenkaffee, tryptophanreich sind praktisch alle proteinreichen Lebensmittel.

Mangel/Mangelerscheinungen

In Mitteleuropa ist die Versorgung beim Gesunden in der Regel gesichert. Gefährdet sind Personen mit chronischer Diarrhö und Malabsorptionssyndromen sowie Alkoholiker (häufig geringe Protein- und Niacinzufuhr, Störungen im Niacinstoffwechsel);

Symptome Abgeschlagenheit, gastrointestinale Störungen; bei ausgeprägtem Mangel tritt Pellagra auf: sie äußert sich in Dermatitis (v. a. an Stellen, die dem Licht ausgesetzt sind), Störungen am Verdauungstrakt (Glossitis, Stomatitis, Gastritis, Enteritis), verbunden mit massiver Diarrhö, Störungen im ZNS (Ataxie, Delirien, Halluzinationen, Demenz).

Riboflavin- und/oder Pyridoxinmangel können ebenfalls zu Symptomen eines Niacinmangels führen, da diese Vitamine für die Umwandlung von Tryptophan zu Niacin essentiell sind.

Toxizität

Gaben von Nikotinsäure (nicht jedoch Nikotinamid) im Grammbereich führen gelegentlich zu Flush und Pruritus. Bei langfristiger Anwendung können verminderte Kohlenhydrattoleranz, Blutdruckabfall, Magenschleimhautentzündungen und Leberzellschädigungen auftreten.

Therapeutischer Einsatz

Nikotinsäure (nicht jedoch Nikotinamid) wird zur Senkung erhöhter Cholesterin- und Triglyzeridspiegel eingesetzt (etwa 3 g/Tag).

10.2.6
Pantothensäure

Chemie/Eigenschaften

β-Alanin plus 2,4-Dihydroxy-3,3-dimethylbutyrat; wasserlöslich sowie empfindlich gegenüber Säure, Alkalien, Hitze. Ebenfalls Vitaminwirksamkeit besitzt der Alkohol Panthenol.

Biologische Funktionen

Bestandteil des Koenzyms A, zentrale Bedeutung im Intermediärstoffwechsel durch Beteiligung an der Übertragung von Acetyl- und Acylgruppen.

Stoffwechsel

Die intestinale Resorption erfolgt als freie Pantothensäure, sowohl aktiv (carriervermittelt und natriumabhängig) als auch passiv. Höchste Gehalte werden in der Leber gefunden. Reich an Koenzym A sind Nebennieren, Nieren, Gehirn und Testes. Ausgeschieden wird Pantothensäure überwiegend im Harn.

Erfassung des Versorgungsstatus

Pantothensäureausscheidung im Harn (Normalwert: >1 mg/Tag).

Empfohlene Zufuhr pro Tag

Bedarf und somit auch die Zufuhrempfehlungen können nur grob geschätzt werden: Erwachsene: 6 mg/Tag, Kinder: 4–6 mg/Tag.

Vorkommen in Lebensmitteln

In Lebensmitteln weit verbreitet. Pantothensäurereich sind Innereien, Fleisch, Fisch, Hülsenfrüchte, Vollkornerzeugnisse.

Mangel/Mangelerscheinungen

Ein ausgeprägter Mangel wird beim Gesunden nicht beobachtet. Ernährungserhebungen deuten darauf hin, daß die Zufuhrempfehlung v. a. bei Frauen nicht immer erreicht wird.

Ursache Neben einer falschen Lebensmittelauswahl eine zu geringe Nahrungsaufnahme. Besonders gefährdet sind weiterhin Alkoholiker (gestörter

Pantothensäurestoffwechsel) und Patienten mit gastrointestinalen Resorptionsstörungen (*z. B.* bei Colitis ulcerosa).

Symptome Experimentell erzeugter Mangel führt zu Kopfschmerzen, Müdigkeit, Schwäche, Schlaflosigkeit, Übelkeit, Durchfall, Erbrechen, Reflexstörungen, Parästhesien sowie Nebennierenrindeninsuffizienz; das bei unterernährten Bevölkerungsgruppen auftretende Burning-feet-Syndrom wird auf einen Pantothensäuremangel zurückgeführt.

Toxizität
Minimal. Weder bei oraler noch bei parenteraler Zufuhr konnten toxische Wirkungen beobachtet werden; bei Gabe von 10 g/Tag trat gelegentlich Diarrhö auf.

Therapeutischer Einsatz
Die systemische Anwendung wird bei einer Vielzahl von Erkrankungen empfohlen, der therapeutische Nutzen ist vielfach jedoch nicht bewiesen; gewisse Erfolge werden dagegen bei der topischen Anwendung von Panthenol bei Verletzungen, Verbrennungen und Verätzungen erzielt (2–5%ige Salbe von Panthenol).

10.2.7
Biotin

Patientenfrage

> **Kann ich durch eine erhöhte Biotinzufuhr meinen Haarausfall stoppen?**

Wahrscheinlich nicht. Lediglich wenn Stoffwechselstörungen auftreten oder ein ausgeprägter Biotinmangel vorliegt, der beim Erwachsenen sehr selten ist (z.B. durch Verzehr von großen Mengen roher Eier, bei biotinfreier parenteraler Ernährung), kann es zu Haarausfall kommen, der durch Biotingaben reversibel ist. Der Haarausfall bei Männern hat in der Regel andere Ursachen.

Chemie/Eigenschaften
Heterozyklisches Ringsystem mit 3 asymmetrischen C-Atomen und einer aliphatischen Seitenkette. Vitaminwirksamkeit besitzt nur die rechtsdrehende Form.

Biologische Funktionen
Wirkt als Koenzym bei Carboxylierungsreaktionen (Glukoneogenese, Energiestoffwechsel, Abbau ungradzahliger Fettsäuren sowie bestimmter Aminosäuren).

Stoffwechsel

In der Regel beträgt die Resorption (als freies Biotin) etwa 50%. Die Speicherung erfolgt in der Leber; fäkale Biotinausscheidung ist wesentlich höher als renale, da ausgeprägte mikrobielle enterale Synthese vorhanden ist; Avidin (hitzelabiles Protein) in rohen Eiern bildet mit Biotin im Verdauungstrakt einen nicht resorbierbaren Komplex.

Erfassung des Versorgungsstatus

Eine Standardmethode existiert nicht; angewandt werden u.a. die Bestimmung der Biotinkonzentration im Plasma sowie die Messung der Aktivität biotinabhängiger Enzyme; zum Nachweis eines Biotinmangels kann die Ausscheidung bestimmter organischer Säuren im Harn (Methylcitrat, Hydroxypropionat, 3-Hydroxyisovaleriansäure) herangezogen werden.

Empfohlene Zufuhr pro Tag

Der alimentäre Bedarf ist noch nicht exakt geklärt. Die mikrobielle enterale Synthese trägt vermutlich nur unwesentlich zur Bedarfsdeckung bei. Schätzwerte für eine angemessene Zufuhr: Erwachsene: 30–100 µg/Tag; Kinder: 20–100 µg/Tag.

Vorkommen in Lebensmitteln

Gute Biotinlieferanten sind Innereien, Vollkorngetreide und Sojabohnen.

Mangel/Mangelerscheinungen

Erwachsene sind in der Regel ausreichend versorgt.

Ursachen Biotinmangel kann bei exzessiver Aufnahme von rohen Eiern (Sondenernährung!) sowie bei biotinfreier parenteraler Ernährung auftreten. Gefährdet sind außerdem Säuglinge, da Frauenmilch häufig einen geringen Biotingehalt aufweist.

Symptome Experimenteller Biotinmangel führt zu Dermatitis, Glossitis, Appetitlosigkeit, Übelkeit, Depressionen, verminderter Immunabwehr; die bei Kindern unter 6 Jahren auftretende seborrhoische Dermatitis ist häufig Folge eines Biotinmangels; auch der plötzliche Kindstod(sudden infant death syndrome) wird mit einem Biotinmangel in Verbindung gebracht.

Toxizität

Die bisher eingesetzten Mengen von bis zu 40 mg/Tag führten nicht zu Anzeichen einer Überdosierung.

Therapeutischer Einsatz

Behandlung der seborrhoischen Dermatitis bei Säuglingen und Kleinkindern sowie der Leinerschen Krankheit mit 5 mg Biotin/Tag; bei genetischen Defekten biotinabhängiger Enzyme (v. a. bei multiplem Carboxylasemangel) werden hochdosierte Biotingaben (10–30 mg/Tag) mit Erfolg eingesetzt.

10.2.8
Folsäure

Chemie/Eigenschaften

Grundstruktur „Pteroylmonoglutamat" besteht aus Pteridinring, Aminobenzoesäure und Glutaminsäure. Folsäure bezeichnet eine ganze Stoffgruppe von etwa 100 Verbindungen, die sich im Hydrierungsgrad des Pyrazinrings, der Art der Substitution am N-5 und N-10 sowie der Länge der Poly-Glutamylkette unterscheiden (= Folat-Konjugate); sehr gut wasserlöslich; hitze- und lichtempfindlich, Zubereitungsverluste betragen nach neueren Berechnungen durchschnittlich bis zu 35%, im Einzelfall 80–90%.

Biologische Funktionen

Beteiligung an Prozessen der Zellteilung und damit der Zellneubildung: wichtige Funktion bei der Produktion von C_1-Körpern aus Aminosäuren, beim Verbrauch von C_1-Körpern zur Synthese von DNA und Homocystein, bei Methylierungen und Formylierungen im intermediären Stoffwechsel; Wirkformen sind dabei verschiedene Derivate der Tetrahydrofolsäure (THF); enge Beziehungen zu Eisen und Vitamin B_{12}.

Stoffwechsel

Die in der Nahrung enthaltenen Folat-Konjugate werden vor der Resorption durch Konjugasen aufgespalten und zusammen mit den Monoglutamaten aktiv im Duodenum und Jejunum resorbiert. Dabei werden die Monoglutamate fast vollständig, die Polyglutamate nur zu etwa 20% resorbiert; im Blut erfolgt der Transport überwiegend als 5-Methyl-THF in der Monoglutamatform, intrazellulär liegen die impermeablen Konjugate vor.

Hauptspeicherorgan ist die Leber mit etwa 7,5 mg Folsäureverbindungen, was etwa die Hälfte des Gesamtkörperbestandes ausmacht. Folsäure unterliegt einem enterohepatischen Kreislauf. Die biologische Halbwertszeit wird mit 100 Tagen angegeben. Ausscheidung erfolgt über den Harn in freier Form oder als Abbauprodukte 4-Acetamidobenzoat bzw. 4-Acetamidobenzoyl-L-glutamat. Im Fäzes findet man auch von Darmbakterien synthetisierte Folsäure.

Erfassung des Versorgungsstatus

Folsäurespiegel im Serum und in den Erythrozyten mittels Radioimmunoassay, Grenzwerte: 3,5 ng/ml im Serum, 250 ng/ml in den Erythrozyten.

Empfohlene Zufuhr pro Tag

Angaben erfolgen in „Folat-Äquivalenten"=Monoglutamat+0,2 x Polyglutamat. Jugendliche und Erwachsene sollten 150 µg Folsäureäquivalente/Tag aufnehmen, für Schwangere wird eine Zufuhr von 300 µg/Tag empfohlen.

Vorkommen in Lebensmitteln

Folsäure ist sowohl in tierischen als auch in pflanzlichen Lebensmitteln weit verbreitet. Besonders reich sind Leber, Vollkornprodukte und grüne Gemüse. Nach den gegenwärtigen Verzehrsgewohnheiten liegt das Verhältnis Poly-/Monoglutamat im Durchschnitt bei 60:40, so daß die mittlere Bioverfügbarkeit von Nahrungsfolat bei 50% angesetzt werden kann.

Mangel/Mangelerscheinungen

Der Folsäuremangel gehört zu den häufigsten Vitaminmangelerscheinungen. In einigen Altersgruppen findet man bis zu 30%, bei Schwangeren sogar bis zu 70% biochemische Unterversorgungszustände.

Ursachen Unzureichende alimentäre Zufuhr, insbesondere in der Schwangerschaft, längerfristige Medikamenteneinnahme, Alkoholabusus, Resorptionsstörungen, offensichtlich spielt auch das Rauchen eine große Rolle.

Symptome Betroffen sind aufgrund ihrer Funktion besonders schnell proliferierende Gewebe wie Blutzellen, Schleimhautzellen des Magen-Darm-Trakts; man findet makrozytäre Anämie mit Megaloblasten, Leukopenie, Thrombopenie mit Gerinnungsstörungen, Atrophie des lymphatischen Systems mit Lymphopenie und verringerter Antikörperbildung, außerdem Schleimhautveränderungen im Bereich der Mundhöhle und des Gastrointestinaltrakts mit Durchfällen und Resorptionsstörungen. Die gestörte Synthese von Blutzellen ist die Folge der gestörten Purin- und DNA-Synthese. Daneben findet man allgemeine Symptome wie Blässe, physische Schwäche, Vergeßlichkeit, Schlafstörungen, Depressionen und andere neuropsychiatrische Störungen. Bei Schwangeren kann es durch Folsäuremangel zu Mißbildungen des Föten kommen.

Toxizität

Die Befunde zur Toxizität sind sehr uneinheitlich, als kritischer Wert ist nach einigen Untersuchungen eine Dosis von 15 mg/Tag im Laufe eines Monats anzusehen, die zu Gemütsstörungen, Schlaflosigkeit, Reizbarkeit und gastrointestinalen Symptomen führte. Allergische Reaktionen nach Applikation von Folsäure sind außerordentlich selten, teratogene Wirkungen sind nicht bekannt.

Therapeutischer Einsatz

Eine häufig zu beobachtende unzureichende Folsäurezufuhr mit der Nahrung kann auch bei gezielter und schonender Kostzubereitung nicht immer verhindert werden, so daß die Einnahme von Multivitaminpräparaten bzw. angereicherten Lebensmitteln erforderlich ist. Es sollte immer eine kombinierte Gabe mit Vitamin B_{12} erfolgen. In der Schwangerschaft werden therapeutische Folsäuregaben von bis zu 1,5 mg/Tag verwendet. Frühgeborene und Säuglinge mit Untergewicht sollten mit 100–200 µg Folsäure/Tag oral oder intramuskulär therapiert werden. Epileptiker sollten hohe Folsäuredosen von 5–30 mg/Tag zur Normalisierung ihres Serumfolatspiegels erhalten.

Folsäureantagonisten werden zur therapeutischen Bekämpfung von Krebs (z. B. Methotrexat), Malariaparasiten (Pyrimethamin) und Bakterien (Trimethoprim) eingesetzt.

Das Auftreten von Neuralrohrdefekten bei Neugeborenen kann offensichtlich in wesentlichem Maße durch die Aufnahme von Folsäure reduziert werden. Eine Folsäuresupplementierung der Schwangeren im oberen physiologischen Bereich (400 mg/Tag als Monoglutamat) verringert das Auftreten von Mißbildungen um 40–60%. Bei Zufuhr von 4 mg Folsäure (als Monoglutamat) ging die Gefahr für Neuralrohrdefekte bei einer Risikopopulation (Mißbildung des Fötus bei der ersten Schwangerschaft) um 70% zurück. Die erhöhte Aufnahme von Folsäure ist bereits zu Beginn einer Schwangerschaft erforderlich. Junge Frauen im gebärfähigen Alter sollten daher auf eine ausreichende Zufuhr von Gemüse und Obst achten (5 Portionen/Tag). Aufgrund der häufig unzureichenden Folsäurezufuhr in dieser Altersgruppe sowie aufgrund der schwerwiegenden Schäden des Fötus durch Neuralrohrdefekte sollten ggf. mit Folsäure angereicherte Produkte verzehrt werden.

Eine Unterversogung mit Folsäure geht (ebenso wie ein Vitamin-B12-Mangel) mit erhöhten Homocysteinspiegeln im Blut einher. Ein Anstieg der Homocysteinkonzentration wird als eigenständiger, unabhängiger Risikofaktor für die Entstehung arteriosklerotischer Veränderungen angesehen. Eine Folsäuresupplementierung (400 bzw. 650 mg/Tag als Monoglutamat), in Kombination mit einer Vitamin B_{12}- und Vitamin B_6-Gabe, führt sowohl bei Patienten mit Homocysteinämie als auch bei jungen Frauen zu einem signifikanten Abfall des Homocysteinspiegels im Blut.

10.2.9
Ascorbinsäure/Vitamin C

Patientenfragen

Kann Vitamin C eine gewöhnliche Erkältung verhüten oder heilen?

Ein Vitamin-C-Mangel beeinträchtigt die Infektabwehr. Eine schwere Erkältungskrankheit vermindert die Vitamin-C-Reserven des Körpers. Einige klinische Studien konnten zeigen, daß durch Vitamin-C-Gaben Schweregrad und Dauer der Symptome gemildert werden können. Es ist allerdings sehr wichtig, daß Vitamin C sehr frühzeitig bei den ersten Krankheitssymptomen und in ausreichend hohen Mengen aufgenommen wird (Dosierung etwa 2–4fache Zufuhrempfehlung). Darüber hinaus ist eine Wirkung als Infektionsschutz nicht zu erwarten.

Besteht die Gefahr der Bildung von Nierensteinen bei regelmäßiger Einnahme von Vitamin C?

Studien mit Dosen von mehreren Gramm Vitamin C pro Tag haben keinen eindeutigen Hinweis auf die Zunahme dieses Risikos ergeben. Wenn Sie allerdings zu Oxalatharnsteinen neigen, sollte die Vitamin-C-Zufuhr vorsichtshalber die empfohlene tägliche Menge nicht erheblich übersteigen. Wichtig ist, daß Sie insbesondere während der warmen Jahreszeit ausreichende Flüssigkeitsmengen aufnehmen. Andere Vitamine können bei einer Neigung zu Harnsteinen unbedenklich eingenommen werden. Ein Mangel an Vitamin B1 oder B6 begünstigt sogar die Bildung von Oxalatsteinen,. so daß auf eine ausreichende Zufuhr dieser Vitamine geachtet werden sollte.

Müssen Magenempfindliche zusätzliches Vitamin C meiden?

Reines Vitamin C (Ascorbinsäure) wird von manchen Menschen in größeren Mengen schlecht vertragen. Für diese Fälle gibt es Natrium- oder Kalziumascorbat, bei dem die Säure neutralisiert ist und das biochemisch genauso wirkt wie Ascorbinsäure. Bei Brausetabletten wird die Ascorbinsäure ebenfalls neutralisiert. Die dabei gebildete Kohlensäure entweicht in Form von Gasbläschen. Die Verträglichkeit wird erhöht durch starkes Verdünnen und langsames, portionsweises Trinken. Die Verträglichkeit ist zu bzw. nach den Mahlzeiten besser als bei der Aufnahme in den leeren Magen.

Kann Vitamin C den Cholesterinspiegel im Blut senken?

Verschiedene wissenschaftliche Studien stimmen darin überein, daß die tägliche Einnahme von 1 g Vitamin C bei Personen mit bestimmten Verlaufsformen der Störung und bei einem mäßig erhöhten Cholesterinspiegel das potentiell schädliche VLDL- und LDL-Cholesterin herabsetzen kann, ohne das nützliche HDL-Cholesterin zu beeinträchtigen.

▶ **Stimmt es, daß Konsumenten hoher Vitamin-C-Dosen lediglich "ihren Urin anreichern"?**

Je mehr Vitamin C Sie einnehmen, desto mehr davon wird im Urin (und auch mit dem Stuhl!) ausgeschieden. Es wird jedoch mehr retiniert als ausgeschieden. Dadurch ist es möglich, im Gewebe eine Vitamin-C-Konzentration zu erreichen, die sich dem Sättigungspunkt nähert. Damit steht mehr Vitamin C für das Abwehrsystem des Körpers zur Verfügung. Empfohlen werden 75 mg täglich, unter Sonderbedingungen auch deutlich mehr.

Chemie/Eigenschaften

Gulonsäurelacton; im kristallinen Zustand stabil, in wäßriger Lösung Zerstörung durch Oxidation, die durch Wärme beschleunigt wird; im leicht sauren Milieu (pH 4–6) ist die Stabilität am höchsten. Für den Menschen essentiell; Wirkformen sind die L-Ascorbinsäure, die Semidehydroascorbinsäure und die Dehydroascorbinsäure. Die D-Ascorbinsäure dagegen besitzt praktisch keine Vitaminwirkung.

Biologische Funktionen

Starkes Reduktionsmittel, wichtige Funktion als antioxidatives, reversibles Redoxsystem zusammen mit Dehydroascorbinsäure; Kofaktor bei wichtigen Hydroxylierungsreaktionen, dadurch beteiligt an der Biosynthese von Kollagen (Wundheilungsprozesse, Narbenbildung, Neubildung von Knorpel, Knochen und Dentin), Catecholaminen, Serotonin, Steroid- und Peptidhormonen, beim Tyrosinabbau; reduziert im Darm Fe^{3+} zu Fe^{2+} und verbessert daher die Eisenaufnahme; verhindert die Nitrosaminbildung im Magen; in Form der Semidehydroascorbinsäure beteiligt am mikrosomalen Elektronentransport.

Stoffwechsel

Beim Menschen werden physiologische Dosen (<180 mg/Tag) zu 80–90% über einen natriumabhängigen aktiven Mechanismus resorbiert, Megadosen (>1 g/Tag) nur noch zu 20% und weniger. Die Turn-over-Rate liegt bei täglich etwa 1 mg/kg KG, der Gesamtkörperbestand bei etwa 1,5 g; Reservekapazität ausreichend für 1–2 Monate; Plasmaspiegel liegen zwischen 0,8–1,4 mg/dl, besonders hohe Konzentrationen im Gehirn und in den Nebennieren, Hauptreserven in Leber und Muskulatur; Ausscheidung im Harn vorwiegend als Metabolite, davon etwa 40% in Form von Oxalat; bei Hochdosierungen steigt die Oxalatausscheidung nur geringfügig an, so daß in der Regel lediglich bei Personen mit entsprechenden Dispositionen die Gefahr einer Urolithiasis gegeben ist. Unter physiologischen Bedingungen findet eine renale Rückresorption von Ascorbinsäure statt.

Erfassung des Versorgungsstatus

Vitamin-C-Gehalt im Plasma, Normalwert >0,5 mg/dl; skorbutische Symptome bei Plasmaspiegeln <0,25 mg/dl.

Empfohlene Zufuhr pro Tag

Der Mindestbedarf liegt bei etwa 10 mg/Tag. Der Bedarf wird auf 50–60 mg/Tag veranschlagt. Erwachsenen wird die tägliche Aufnahme von 75 mg empfohlen. Erhöhter Bedarf entsteht bei starker körperlicher Belastung, bei reichlicher Flüssigkeitsaufnahme, bei verschiedenen Krankheiten, bei Einnahme von Medikamenten (z. B. Acetylsalizylsäure, Tetrazyklin), durch Rauchen (Zuschlag von 40 mg/Tag). Bedarfsdeckung im Durchschnitt gut, leichte Unterversorgung bei älteren Menschen, Schwangeren, Stillenden und Rauchern; beim nicht gestillten Säugling ist auf Vitamin-C-Zufuhr durch entsprechende Beikost zu achten.

Vorkommen in Lebensmitteln

Wichtige Quellen für Vitamin C sind Zitrusfrüchte, Beerenobst, bestimmte Grüngemüse, Sauerkraut, Tomaten und Kartoffeln; Lagerungs- und Zubereitungsverluste können relativ hoch sein.

Mangel/Mangelerscheinungen

Skorbut, wenn längerfristig die Vitamin-C-Aufnahme <10 mg/Tag, gekennzeichnet durch follikuläre Hyperkeratosen, Blutungen in Muskulatur und Unterhautbindegewebe, Gelenkschmerzen, Gingivitis; Möller-Barlow-Krankheit beim nicht gestillten Säugling und Kleinkind aufgrund des geringen Vitamin-C-Gehalts der Kuhmilch mit ähnlicher Symptomatik wie beim Skorbut, wobei Verknöcherungsstörungen und Berührungsempfindlichkeit im Vordergrund stehen; subklinische Mangelzustände sind charakterisiert durch Müdigkeit, Leistungsschwäche, verschlechterte Wundheilung, Anorexie, Infektanfälligkeit und sind bedingt durch ungenügende Zufuhr, verminderte Resorption, Stoffwechselstörungen und erhöhten Bedarf.

Toxizität

Bei gesunden Personen, die 2 g/Tag Vitamin C über einen sehr langen Zeitraum aufgenommen haben, konnten keine toxischen Auswirkungen festgestellt werden. Nach Einnahme größerer Dosen (>4 g) wurde vereinzelt Diarrhö als Folge einer gewissen laxierenden Wirkung der Ascorbinsäure beobachtet. Manchmal tritt auch aufgrund schlechter Resorption bei deutlich geringeren Mengen Diarrhö auf. Bei Personen mit angeborenem anormalen Eisenstoffwechsel können hohe Ascorbinsäuremengen wegen der verbesserten Fe-Resorption schädlich sein.

Prophylaktischer Einsatz

Positive Effekte von Vitamin C (1 g/Tag) auf humorale und zelluläre Immunfunktionen sind bekannt, eine abschwächende oder verhütende Wirkung von Ascorbinsäuregaben bei Erkältungskrankheiten ist dennoch umstritten. Verminderung der toxischen Wirkung von Schwermetallen (z.B. Pb, Cd, Cr^{6+}); mögliche Bedeutung von Vitamin C bei der Tumorprophylaxe durch Inhibierung der Nitrosaminbildung im Magen zusammen mit Vitamin E (je 400 mg/Tag), durch eine Reduzierung der mutagenen Potentiale im Stuhl, durch die antioxidative Wirkung und aufgrund direkter Effekte auf das Immunsystem; Einfluß von Ascorbinsäure auf die Serumlipide wird sehr widersprüchlich beurteilt: Bei niedrigen Vitamin-C-Serumkonzentrationen (<0,4 mg/dl) wurde ein erhöhtes Risiko für das Auftreten von ischämischen Herzerkrankungen festgestellt (verminderte antioxidative Wirkung).

Therapeutischer Einsatz

Zur Beseitigung von Mangelzuständen und bei erhöhtem Bedarf 50–200 mg/Tag; weiterhin unter Ausnutzung pharmakologischer Wirkungen in Gaben von 1 g/Tag und mehr zur Therapie bzw. adjuvanten Behandlung von verschiedenen Krankheitsbildern wie Erkältungskrankheiten, Schizophrenie, Tumorerkrankungen sowie als Immunstimulans; zur Erhöhung der Resorptionsrate ist eine Verteilung der Vitamin-C-Gaben über den Tag sinnvoll.

Patienteninformationen (zu den Kapiteln 10.2.1 – 10.2.9)

AID Nr. 2532/1995 Vitamine und Mineralstoffe sind lebensnotwendig
DGE Nr. 110900/1992 Richtig essen

Mikronährstoffe:
Mengen- und Spurenelemente

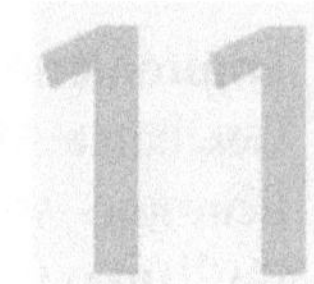

D. HÖTZEL • C. KÜPPER • A. ZITTERMANN

11.1
Mengenelemente

11.1.1
Natrium/Na

Chemie/Eigenschaften
Alkalimetall; einwertiges Kation; gute Wasserlöslichkeit (erhebliche Lebensmittelzubereitungsverluste möglich).

Biologische Funktionen
Aufrechterhaltung des osmotischen Drucks im extrazellulären Raum zusammen mit Chlorid (vgl. Kap. 11.1.2); Aktivierung einiger Enzyme (Amylase u.a.); Bestandteil des Kristallgitters der Apatitkristalle der Knochen; Bedeutung für Elektroneutralität (Zellmembranen) und für Säure-Basen-Haushalt.

Stoffwechsel
Rasche und quantitative Resorption; Körperbestand: 62,4 mmol/kg KG (=100 g beim erwachsenen Mann); Verteilung: 35 mmol/kg im Skelett (z. T. als Na-Reserve nutzbar), 97% des rasch austauschbaren Na extrazellulär und 3% intrazellulär. Ausscheidung mit Harn und Schweiß, bei Na-Verarmung nahezu vollständige tubuläre Na-Rückresorption möglich.

Methoden zur Bestimmung der Versorgungslage
Bestimmung des Serumnatriums, u. U. Ermittlung der Natriumausscheidung im 24-h-Harn.

Normwertangaben
Referenzbereich 136–145 mmol/l (Serum, Plasma); 60–200 mmol/l (Harn) – variierend je nach NaCl-Aufnahme.

Empfohlene Zufuhr pro Tag

Geschätzte Mindestzufuhr (DGE) für Erwachsene 550 mg, für Kinder/Jugendliche 300–550 mg; Richtwert der DGE 2 g (max. 4 g) für Erwachsene (=5 g NaCl, max. 10 g NaCl); Kinder/Jugendliche: 0,8–2 g (=2–5 g NaCl); Säuglinge: zur Beikost kein Kochsalz zugeben; Verhältnis zur Gesamtkaliumzufuhr beachten (vgl. Kap. 11.1.3). Die Festlegung der Höhe der Na-Zufuhr ist als Prophylaxemaßnahme zur primären Hypertonie zu verstehen.

Vorkommen in Lebensmitteln

Natrium wird hauptsächlich als NaCl (1 g NaCl=0,4 g Na) mit verarbeiteten Lebensmitteln aufgenommen: Brot, Backwaren, Käse, Wurst, Pökelwaren, Konserven, Fertiggerichte, übliche Gemüsesäfte; Natriumaufnahme ist weiterhin bedingt durch Zusalzen bei der Speisenzubereitung; die NaCl-Zufuhr liegt derzeit in der Bundesrepublik Deutschland bei etwa 8–11 g/Tag (Erwachsene), dabei wird das empfohlene Verhältnis von Na zu K im Durchschnitt nicht realisiert (vgl. Kap. 11.1.3).

Mangel/Mangelerscheinungen

Ursachen Eine absolute oder relative Na-Verarmung tritt bei Na-armer oraler oder parenteraler Ernährung erst nach längerer Zeit auf, da ein gegenregulatorischer Natriumsparmechanismus der Nieren einsetzt. Verdünnungshyponatriämie bei Wasserüberschuß, erhöhte renale, gastrointestinale und/oder Schweiß-Verluste, Aszites/Ödeme anderer Genese, Pleurapunktionen, Diuretikagaben, Diarrhö;

Symptome Apathie, Verwirrtheit bis zum Koma, Anorexie, fehlendes Durstempfinden, Übelkeit, Erbrechen, Tachykardie, Hypotonie, Kollapsneigung, Oligurie, Azidose (z. B. durch osmotische Diurese bei ketoazidotischem Koma), Alkalose (z. B. bei starkem Erbrechen, bei Diuretika-, Thiazidgaben), Ermüdbarkeit und Krämpfe der Muskulatur, herabgesetzter Turgor der Haut, Ischämie.

Toxizität

Akut letale Dosis für Erwachsene: 200 g NaCl oral; beim Säugling führt eine Aufnahme von mehr als 1,6 g zu Intoxikationserscheinungen mit Apathie, Atembeschleunigungen, Exsikkose, Nahrungsverweigerung; bei Säuglingen und Kleinkindern kann die Verwendung von hypertonen Kochsalzlösungen als Emetikum zu lebensbedrohlichen Zuständen führen.

Hypernatriämie kann bedingt sein durch Harnkonzentrierungsstörungen ohne genügende Wasserzufuhr, erhöhte renale oder gastrointestinale Wasserverluste, Peritonealdialyse;

Symptome Neuromuskuläre Erregbarkeit, Krampfneigung, komatöse Zustände, Dehydration des Gehirns mit Liquordrucksyndrom.

Prophylaktischer/therapeutischer Einsatz
Einschränkung der NaCl-Aufnahme wird bei der primären Hypertonie empfohlen (vgl. Kap. 4.5); Kochsalzrestriktion auch zur Vermeidung von Hypercalciurien sinnvoll (z. B. beim Kalziumoxalatsteinleiden, bei Osteoporose). Bilanzierung der NaCl- und Flüssigkeitszufuhr bei Ödemen und Nierenerkrankungen verschiedener Genese. Erhöhung der Zufuhr bei erhöhten Verlusten: z. B. Cystische Fibrose. Zur Prophylaxe des Jodmangels wird die Verwendung von jodiertem Speisesalz empfohlen (vgl. Kap. 11.2.3).

Patienteninformationen

AID Nr. 1014/1995 Salz in unserer Ernährung
AID Nr. 2506/1994 Würzig, aber nicht salzig (vgl. auch Kap. 11.1.3)
DGE Nr. 122001/1994 Richtige Ernährung bei Herz-Kreislauf-Erkrankungen und Bluthochdruck

11.1.2
Chlor/Cl

Chemie/Eigenschaften
Halogen; einwertiges Anion; gute Wasserlöslichkeit; entfaltet Wirkung als Chlorid.

Biologische Funktionen
Aufrechterhaltung des osmotischen Drucks im extrazellulären Raum zusammen mit Natrium (vgl. Kap. 11.1.1). Ausgangssubstanz zur Salzsäureproduktion der Belegzellen des Magens. Chlorid-Shift zwischen Erythrozyten und Plasma; Bedeutung für die Elektroneutralität (Zellmembranen).

Stoffwechsel
Nahezu quantitative, rasche Resorption. Ausscheidung über Schweiß und Harn, wobei eine Cl-Verarmung eine fast vollständige tubuläre Rückresorption bewirkt. Körperbestand: Erwachsener: etwa 80 g (=33 mmol/kg KG); Verteilung: 29 mmol/kg KG extrazellulär, 4 mmol/kg KG intrazellulär.

Methoden zur Bestimmung der Versorgungslage
Bestimmung des Serumchlorid, u. U. Ermittlung der Chloridausscheidung im 24-h-Harn.

Normwertangaben

95–105 mmol/l (Serum, Plasma).

Empfohlene Zufuhr pro Tag

Abgeleitet (Na-Zufuhr x Faktor 1,5=Chloridzufuhr) aus dem Richtwert für Natrium bzw. NaCl; 3 g (max. 6 g) für Erwachsene; Mindestzufuhr für Erwachsene 830 mg, für Kinder/Jugendliche 450–830 mg.

Vorkommen in Lebensmitteln

Aufnahme hauptsächlich als NaCl (vgl. Kap. 11.1.1).

Mangel/Mangelerscheinungen

Ursachen Absolute Chloridverarmung durch unzureichende Zufuhr erst nach längerem Zeitraum aufgrund des Chloridsparmechanismus der Nieren; Verluste eher durch chronisches Erbrechen (z. B. bei Bulimie) oder Absaugen von Magensaft (metabolische Alkalose), Hyponatriämie weiterhin auch bei respiratorischer Alkalose und profusem Schwitzen (chronische Hitzebelastung);

Symptome Muskelschwäche, Verwirrtheitszustände bis zum Koma, Tod durch Hirnödem.

Toxizität

Da Chlorid alimentär in der Regel als NaCl aufgenommen wird (vgl. Kap. 11.1.1), gilt als letale Dosis 200 g NaCl oral.

Prophylaktischer Einsatz

Hinsichtlich der Hypertonieentstehung wird auch die Bedeutung des Chlorids als auslösender Faktor diskutiert. Daher ist eine Beschränkung der NaCl-Zufuhr in Höhe des DGE-Richtwerts bei gleichzeitiger Anhebung der Kaliumzufuhr erwünscht (vgl. Kap. 11.1.3).

Patienteninformationen

Vergleiche Angaben in Kap. 11.1.3.

11.1.3
Kalium/K

Chemie/Eigenschaften

Alkalimetall; einwertiges Kation; gut wasserlöslich, deshalb können Lebensmittelzubereitungsverluste (Waschen, Wässern, Kochen) erheblich sein.

Biologische Funktionen

Aufrechterhaltung des intrazellulären Drucks (als Gegenspieler des Natriums), Beteiligung bei der Erregbarkeit und dem elektrophysiologischen Verhalten der Zellen, Aktivierung wichtiger Enzymsysteme (Glykolyse, Atmungskette).

Stoffwechsel

Nahezu quantitative Resorption; Ausscheidung zu 85–95% über die Niere, auch bei K-Verarmung nicht vollständige K-Rückresorption; Körperbestand: 51,5 mmol/kg KG (= etwa 140 g beim erwachsenen Mann); Verteilung: 89% intrazellulär, 2% extrazellulär, 9% im Skelett.

Methoden zur Bestimmung der Versorgungslage

Bestimmung des Serumkaliums, u. U. Ermittlung der Kaliumausscheidung im 24-h-Harn, EKG-Befund.

Normwertangaben

3,9–5,0 mmol/l (Serum, Plasma); 20–82 mmol/l (Harn).

Empfohlene Zufuhr pro Tag

Mindestzufuhr (gemäß DGE) 0,8–1,3 g. Richtwert (DGE) für Erwachsene: 3–4 g, für Kinder/Jugendliche: 1–2 g, dabei wird als Na:K-Verhältnis empfohlen: 1:1,5–1,2 (Prophylaxe der Hypertonieentstehung) (vgl. Kap. 11.1.1).

Vorkommen in Lebensmitteln

In nahezu allen tierischen und pflanzlichen Lebensmitteln enthalten, wobei in unverarbeiteten Lebensmitteln in der Regel ein wünschenswertes Na:K-Verhältnis vorliegt; kaliumreich sind Gemüse, Hülsenfrüchte, Kartoffeln, Pilze, bestimmte Obstarten. Auf kaliumsparende küchentechnische Verarbeitung der Lebensmittel ist zu achten.

Mangel/Mangelerscheinungen

Ursachen Primär: ungenügende orale oder parenterale Zufuhr. Sekundär: erhöhte renale und/oder enterale Verluste, Störungen des Säure-Basen-Haushalts, Streßzustände aller Art, Dauergaben von nichtselektiven Diuretika, ACTH, Cortison, Testosteron, Abführmittelmißbrauch;

Symptome Muskelschwäche bis zur Lähmung der peripheren Muskulatur und Atemversagen, Hypoventilation, Muskelzucken, paralytischer Ileus, Hypotonie, tetanische Anfälle, EKG-Veränderungen durch Tachyarrhythmien, Anorexie.

Toxizität

Akute Kaliumintoxikationen treten in Einzelfällen schon bei oraler Gabe von
>7g K auf, in der Regel ist die Toleranzbreite höher; bei i.v. -Gaben können
starke Kreislaufreaktionen ab Dosierungen von >0,01 g/kg KG auftreten.
Hyperkaliämien können auch ausgelöst werden durch: verminderte renale
Ausscheidung (auch bei kaliumsparenden Diuretika), Verteilungsstörungen
(Störungen des Säure-Basen-Haushalts);

Symptome Schlaffe Lähmungen, EKG-Veränderungen durch Arrhythmien,
Kammerflimmern oder -stillstand.

Therapeutischer Einsatz

Bei Patienten mit primärer Hypertonie wird die Realisierung des Na:K-Ver-
hältnis von 1:1,5–1:2 empfohlen; bei Patienten mit Dauergebrauch von Diuretika (z. B. des Thiazidtyps) ist die prophylaktische Anhebung der Kaliumzufuhr angezeigt (Kontrolle des Serumkaliums zur Abwendung eines Hyperka-
liämierisikos).

Patienteninformationen

AID Nr. 1016/1996 Vollwertig essen und trinken nach den 10 Regeln der DGE
AID Nr. 1056/1996 Gesund kochen und essen
AID Nr. 2532/1995 und 3307/1995 Vitamine und Mineralstoffe sind lebensnotwendig
Deutsche Liga zur Bekämpfung des hohen Blutdrucks e. V. Empfehlungen für die
Ernährung bei hohem Blutdruck (vgl. Kap. 4.5)

11.1.4
Kalzium/Ca

Patientenfragen

➤ Ist Zucker ein Kalkräuber?
*Nein. Zucker hat keinen Einfluß auf die Verkalkung von Knochen und Zähnen. In
den Darstellungen bestimmter alternativer Kostformen wird fälschlicherweise
behauptet, daß der weiße, raffinierte Zucker die Aufnahme von Kalzium aus dem
Darm hemmt und dadurch weniger Kalk in die Knochen und Zähne eingelagert
wird.*

Die Kalziumaufnahme im Dünndarm kann durch Oxalsäure, Phytinsäure,
Phosphat und Ballaststoffe gehemmt bzw. vermindert werden. Diese Stoffe
sind jedoch im Zucker nicht bzw. nur in winzigen Spuren enthalten. Beim Ab-

bau von Kohlenhydraten (speziell Zucker) durch Bakterien im Mund entstehen organische Säuren. Diese Säuren lösen Kalksalze aus dem Zahnschmelz. Dadurch sinkt die (Säure-)Resistenz, Karies wird begünstigt. Dabei spielt es keine Rolle, ob weißer oder brauner Zucker, Fruktose, Glukose, Honig, Marmelade oder Süßigkeiten verzehrt werden. Je klebriger der Zucker ist (z. B. Honig), desto schlechter ist dies für die Zähne. Deshalb sollten Süßigkeiten zwischen den Mahlzeiten gemieden, die Fluoridaufnahme optimiert und neben der regelmäßigen Zahnpflege nach jeder süßen Mahlzeit die Zähne gründlich geputzt werden.

Kann eine erhöhte Kalziumaufnahme zu einer Linderung von allergischen Symptomen beitragen?

Anhand verschiedener doppelblind durchgeführter Studien konnte gezeigt werden, daß bei oraler Aufnahme von 500 mg Kalzium allergische Reaktionen wie Erytheme, Quaddelbildung sowie Rhinitis deutlich reduziert werden. Der exakte Mechanismus ist unklar. Vermutet wird, daß die therapeutische Wirkung von Kalzium auf seiner Zellmembran-stabilisierenden Funktion beruht. Ebenfalls wird diskutiert, ob oral zugeführtes Kalzium die Regulations- und Reizübertragungsmechanismen bei einer Allergie beeinflussen kann.

Wie kann ich meinen Kalziumbedarf decken, wenn ich Milch- und Milchprodukte nicht vertrage?

Verschiedene Gemüse (z. B. Brokkoli, Grünkohl), einige Fische (und hier v. a. solche, bei denen normalerweise die Gräten mitverzehrt werden), bestimmte Mineralwässer sowie verschiedene kalziumangereicherte Fruchtsäfte weisen einen hohen Gehalt an Kalzium auf.

Falls es sich bei der Unverträglichkeit um eine Laktoseintoleranz und nicht um Allergien oder Galaktosämie handelt, ist zu überprüfen, inwieweit bestimmte Milchprodukte vertragen werden. So wird bei verschiedenen gereiften Käsen die Laktose mit der Molke entfernt. Der Rest wird praktisch vollständig bakteriell abgebaut. Hierzu zählen Camembert, Edamer, Emmentaler, Gouda, Limburger, Roquefort, Harzer und Mainzer. Nicht wärmebehandelter Joghurt wird ebenfalls von Personen, die eine Laktoseintoleranz aufweisen, meist gut vertragen. Der Grund dafür ist, daß die bakteriell gebildete Laktase auch im Dünndarm des Menschen noch aktiv ist und somit die im Joghurt vorhandene Laktose im Verdauungstrakt weiter abbauen kann.

➤ **Kann eine hypocalcämische Tetanie Folge einer unzureichenden alimentären Kalziumzufuhr sein?**
Nein, in der Regel nicht. Der Serum-Kalziumspiegel wird hormonell in sehr engen Grenzen reguliert. Bei unzureichender alimentärer Zufuhr wird Kalzium aus dem Knochen mobilisiert, so daß eine Normokalzämie aufrechterhalten wird und die Spurenelementfunktion des Kalziums in den weichen Geweben gesichert ist.

Eine hypokalzämische Tetanie deutet stets auf eine Störung der hormonellen Regulation hin (z. B. Hypoparathyreoidismus, Pseudohypoparathyreoidismus, Niereninsuffizienz, ausgeprägter Vitamin-D-Mangel). Eine Hypokalzämie wurde ebenfalls bei manifestem Magnesiummangel (Hypomagnesiämie) beobachtet. Nach verschiedenen Berichten kann in diesem Fall durch Magnesiumgaben eine Normalisierung des Serum-Kalziumspiegels erzielt werden.

Chemie/Eigenschaften
Erdalkalimetall, zweiwertig positiv.

Biologische Funktionen
In gebundener Form hat Kalziumphosphat Mengenelementfunktion in harten Körpergeweben (Knochen, Zähne) und in ionisierter Form Spurenelementfunktion in weichen Geweben (Blutgerinnung, zelluläre Signalübertragung (z. B. in Muskulatur, Nervengewebe)).

Stoffwechsel
Die Bioverfügbarkeit beträgt beim Erwachsenen im Durchschnitt etwa 30%, Voraussetzung ist eine adäquate Vitamin-D-Versorgung; Laktose (evtl. auch andere niedermolekulare Kohlenhydrate) sowie bestimmte Aminosäuren fördern die intestinale Resorption; die Bioverfügbarkeit kann durch Oxalsäure, Phytinsäure, Ballaststoffe, langkettige Fettsäuren und kondensierte Phosphate vermindert werden; im Alter ist die intestinale Resorptionsrate häufig aufgrund endogener Veränderungen reduziert; Körperbestand: Männer: 1100 g, Frauen: 900 g. 99% des Körperbestandes an Kalzium ist in harten Geweben (Knochen, Zähne) lokalisiert.

Erfassung des Versorgungsstatus
Sehr schwierig; der Serum-Kalziumspiegel wird homöostatisch in engen Grenzen reguliert; die Harnausscheidung wird durch verschiedene Störfaktoren beeinflußt, Ernährungsprotokolle haben nur eingeschränkte Aussagekraft.

Empfohlene Zufuhr pro Tag

Jugendliche und Erwachsene: 800–1200 mg/Tag, Kinder: 600–1200 mg/Tag, Schwangere und Stillende 1200–1300 mg/Tag; im Alter (v. a. bei postmenopausalen Frauen) sollte die Zufuhr auf 1500 mg/Tag erhöht werden (vgl. Kap. 4.9).

Vorkommen in Lebensmitteln

Von praktischer Bedeutung sind v. a. Milch und Milchprodukte (etwa 60% der Gesamtzufuhr), fettarme Produkte sind zu bevorzugen, weiterhin enthalten bestimmte Fische, Gemüse, Mineralwässer und kalziumangereicherte Fruchtsäfte nennenswerte Mengen an Kalzium.

Mangel/Mangelerscheinungen

Gefährdet sind mit Ausnahme erwachsener Männer alle Altersgruppen, insbesondere aber das weibliche Geschlecht.

Ursache Zu geringer Verzehr kalziumhaltiger Lebensmittel. Des weiteren tritt ein Kalziummangel häufig bei Personen mit Laktoseintoleranz, Galaktosämie, Kuhmilchproteinallergie, Zöliakie, Magenresektion und Kurzdarmsyndrom auf.

Symptome Alimentärer Mangel beeinträchtigt in der Regel nur die Mengenelementfunktion, d. h. es tritt ein unzureichender Aufbau bzw. Verlust an Knochengewebe auf, langandauernde Unterversorgung führt zu Osteoporose.

Toxizität

Eine überhöhte Zufuhr kann bei Personen mit Prädisposition zu Nierensteinen führen, insbesondere wenn gleichzeitig Vitamin-D-Präparate verabreicht werden. Beim Gesunden ist eine Zufuhr bis zu 2 g/Tag unbedenklich. Eine überhöhte Zufuhr (>3 g/Tag) kann zu Verkalkungen von Weichteilen (Niere, Intima der Gefäße) führen.

Prophylaktischer Einsatz

(Vgl. Kap. 4.9); diskutiert wird eine prophylaktische Wirkung von Kalzium gegenüber Hypertonie und Kolonkarzinom.

Therapeutischer Einsatz

Als Adjuvans bei manifester Osteoporose (1.000 mg/Tag), gute Erfolge werden auch bei der Therapie allergischer Reaktionen erzielt (500 mg/Tag).

Patienteninformationen

AID Nr. 1016/1996 Vollwertig essen und trinken nach den 10 Regeln der DGE
AID Nr. 2532/1991 und 3307/1995 Vitamine und Mineralstoffe sind lebensnotwendig
AID Nr. 3261/1996 Kalzium
DGE Nr. 110900/1992 Richtig essen

11.1.5
Phosphor/P

Chemie/Eigenschaften
Nichtmetall, Vorkommen als Salze der Phosphorsäure (anorganisches Phosphat; PO_4^{3-}) und als organisch gebundenes, verestertes Phosphat.

Biologische Funktionen
Mengenelementfunktion als Baustein des Skeletts im Kristallgitter des Apatits; Spurenelementfunktionen: Bestandteil von Nukleinsäuren, Phospholipiden, Phosphoproteinen, Aktivator von Monosacchariden in Form der Phosphatester, von Enzymen in Form von Vitamin-Wirkformen, Baustein energiereicher Phosphate (z. B. ATP), Puffersubstanz, interzellulärer Signalübermittler (z. B. cAMP).

Stoffwechsel
Nach Spaltung aus organischen Verbindungen Resorption von anorganischem Phosphat; Resorptionsrate beträgt durchschnittlich 70%, bei hoher Ca-Zufuhr infolge von Komplexbildung verminderte Resorptionsquote. Fördend wirken Vitamin D und Parathormon; biologische Verfügbarkeit aus Getreide ist durch Bindung in Form von Phytinsäure herabgesetzt; Bluthomöostase durch verschiedene Hormone, insbesondere Parathormon, dadurch enge Beziehung zum Ca-Stoffwechsel; Gesamtkörperbestand 600–700 g, davon etwa 85% im Skelett, 65–80 g in den übrigen Geweben und nur etwa 2 g im Blut.

Erfassung des Versorgungsstatus
Plasmaphosphatgehalt 1–2 mmol/l.

Empfohlene Zufuhr pro Tag

Der Phosphorbedarf steht in enger Beziehung zum Kalziumbedarf. Bei landesüblicher Ernährung liegt die P-Zufuhr weit über der von Ca, so daß ein Ca:P-Verhältnis (erwünscht ist ungefähr 1) von 0,65 oder darunter üblich ist. Die P-Aufnahme sollte also eher zugunsten von Ca gesenkt werden; als obligate und gut verträgliche P-Zufuhr werden für Jugendliche und Erwachsene 1200–1600 mg/Tag und für Kinder 800–1500 mg/Tag angegeben.

Vorkommen in Lebensmitteln

Phosphor kommt in praktisch allen Lebensmitteln vor; Protein- und kalzium-reiche Lebensmittel sind auch phosphatreich; bedeutsame Lebensmittelgruppen: Milch und Milchprodukte, Fleisch, Fisch, Getreideprodukte, Kartoffeln, Gemüse und Obst.

Mangel/Mangelerscheinungen

Ein alimentärer P-Mangel tritt normalerweise aufgrund der reichlichen Zufuhr mit der Nahrung bei landesüblicher Kost nicht auf.

Ursachen Chronischer Alkoholismus, Malabsorption, fehlerhafte parenterale Ernährung, diabetische Ketoacidose, gramnegative Sepsis.

Symptome Hochgradige Erniedrigung der Serumphosphatkonzentration: Beeinträchtigung der Erythrozyten- und Leukozytenfunktion, metabolische Acidose, Osteomalazie, periphere Neuropathie, Störungen des zentralen Nervensystems.

Toxizität

Bei „Milchkuren" (Sippy-Diät) können kritische P-Aufnahmemengen von 4–5 g/Tag erreicht werden, so daß mitunter pathologische Kalziumphosphat-Ablagerungen in Nieren, Lungen und subkutanen Geweben auftreten. Untersuchungen unter kontrollierten Bedingungen haben keinerlei Hinweise darauf gebracht, daß das „hyperkinetische Syndrom" bei Kindern auf eine zu hohe Phosphataufnahme zurückzuführen sei.

Einsatz als Lebensmittelzusatzstoff

Linear oder ringförmig kondensierte Phosphate (Polyphosphate) finden als Lebensmittelzusatzstoffe Verwendung und sind in dem vom Gesetzgeber zugelassenen Umfang gesundheitlich unbedenklich, da sie gespalten als anorganisches Phosphat vorliegen und ungespalten nicht resorbiert werden.

Patienteninformationen

AID Nr. 1016/1996 Vollwertig essen und trinken nach den 10 Regeln der DGE
AID Nr. 2532/1995 Vitamine und Mineralstoffe sind lebensnotwendig
DGE Nr. 110900/1992 Richtig essen

11.1.6
Magnesium/Mg

Patientenfrage

Kann Magnesium in Streßsituationen helfen?
Streßsituationen können durch besondere familiäre und/oder berufliche Belastungen und Einflüsse der Umwelt verursacht sein, können sich aber auch durch spezielle Arbeitsplatzbedingungen (z. B. Lärmarbeit) ergeben. Bei chronischem Streß stellen sich entsprechende vegetative Symptome, aber auch Verhaltensänderungen (Aggressivität, Ungeduld usw.) ein. Hinsichtlich des Magnesiums ergaben Untersuchungen, daß eine dauerhafte Wirkung der „Streßhormone" (Catecholamine, Kortisol) Magnesiumverluste des Organismus bedingt. In Umkehrung liegen Befunde darüber vor, daß Mg-Supplementierungen (Dosierung: 1–3fache Menge der Zufuhrempfehlung) zur Milderung der Streßsymptomatik führen. Bei Lärmarbeitern konnte bei regelmäßiger erhöhter Mg-Zufuhr die Empfindlichkeit gegenüber permanenter Geräuschbelastung gesenkt werden.

Chemie/Eigenschaften
Leicht ionisierbares, zweiwertiges Erdalkalimetall; Ionen neigen aufgrund hoher Hydrationsenergie zur Komplexbildung. Gute Wasserlöslichkeit (erhebliche Lebensmittelzubereitungsverluste möglich).

Biologische Funktionen
Vorkommen im Organismus als Elektrolyt (Körperflüssigkeiten), als ionisierbares Magnesium in komplexer Bindung wie z. B. Hydroxylapatit (kristallisierter Mineralanteil des Knochens) oder osmotisch unwirksame Komplexe (Skelettprotein, Enzyme, energiereiche Phosphatverbindungen). Bedeutung bei der Aktivierung zahlreicher Enzyme v. a. des Energiestoffwechsels, bei der neuromuskulären Reizübertragung an den Synapsen, bei der Muskelkontraktion. Zellkern: Beeinflussung der Chromatinstruktur, die sowohl für Replikation als auch für Transskription des genetischen Codes ausschlaggebend ist. Bedeutung bei der Umwandlung von ATP in cAMP durch Adenylatcyclase. Synergistische als auch antagonistische Wirkungen zum Kalzium.

Stoffwechsel
Körperbestand. 20–28 g beim erwachsenen Mann; davon 50–60% im Skelett (z. T. mobilisierbare Reserve), etwa 30% in der Muskulatur, 1% in Extrazellulärflüssigkeit. Neben Kalium wichtigstes intrazelluläres Kation. Resorption als Ion hauptsächlich im Ileum, beim Säugling auch im Kolon; Resorptionsmechanismus ungeklärt.

Resorptionsrate: 35–55%, Beeinflussung durch: Zufuhrhöhe, Löslichkeit der Verbindung, Phytatgehalt der Kost, Vitamin-D-Versorgung (fördernd). Ausscheidung über Harn und Faeces; Schweißverluste nur bei Hochleistungssportlern und -sportlerinnen sowie Hitze- und Schwerarbeitern und -arbeiterinnen bedeutsam. 15% des Mg-Bestandes nimmt an schnellen Austauschprozessen teil.

Methoden zur Bestimmung des Versorgungslage
Messung der Plasmakonzentration (aber: normale Plasmaspiegel schließen Unterversorgung nicht aus), der Erythrozyten-Konzentration, Methode der Wahl: Mg-Ausscheidung im Harn; Retentionsverhalten nach i.v. -Gabe von 10 mmol Mg (240 mg): werden <80% wieder ausgeschieden, deutet dies bei intakter Nierenfunktion auf die Auffüllung von Gewebespeichern hin.

Normwerte
Plasma 0,7–1,1 mmol/l (1,7–2,7 mg%), Erythrocyten 2,25–3,0 mmol/l (5,5–7,3 mg%); Hypomagnesiämie: <0,7 mmol/l im Plasma und <16,5 mmol/Tag (40 mg/Tag) im Harn.

Empfohlene Zufuhr pro Tag
Gemäß DGE (1991) für Erwachsene: Männer: 350 mg/Tag, Frauen: 300 mg/Tag, Kinder/Jugendliche: 80–400 mg/Tag. In Bilanzstudien wurde ein Bedarf des Erwachsenen von täglich 3,0–4,5 mg/kg KG ermittelt.

Vorkommen in Lebensmitteln
In Abhängigkeit von Produktionsstandort und Düngung ist der Mg-Gehalt von pflanzlichen und infolge auch von tierischen Lebensmitteln sehr unterschiedlich hoch. Die Verarbeitungsverluste können erheblich sein. Mg-reich: Vollkorngetreideprodukte, Grüngemüse, Kartoffeln, Sojabohnen, Milch, Milchprodukte, Fleisch, Leber, bestimmte Fischarten.

Mangel/Mangelerscheinungen
Ursachen Primär: inadäquate alimentäre Zufuhr v. a. bei Reduktionskost, bei längerer unzureichender parenteraler Ernährung, bei einseitiger Kostwahl. Sekundär: verminderte Resorption z. B. bei Diarrhö/Steatorrhoe, Darmresektion, erhöhte Verluste bei Erbrechen, osmotischer Diurese, Therapie mit Diuretika (Furosemid, Ammoniumchlorid), Niereninsuffizienz, Alkoholabusus, Hypersekretion von Aldosteron, ADH, bei Hyperkalzämie. Hypomagnesiämie wird auch unmittelbar nach akutem Herzinfarkt diagnostiziert. Neonatale Hypomagnesiämie tritt bei Frühgeburten oder familiärem Hypoparathyreoidismus auf.

Symptome Neuromuskuläre Übererregbarkeit (Muskelkrämpfe, Tremor, Tetanie), die sich in der Symptomatik nicht von der hypokalzämischen Tetanie unterscheidet (Plasmabestimmung!), Schwindel, Angst und Depression, Parästhesien, Migräne, Koliken im Darmtrakt, Herzrhythmusstörungen/EKG-Veränderungen.

Toxizität

Akute Toxizität durch erhöhte orale Aufnahme gering, da schlechte Resorption und schnelle Ausscheidung bei intakter Nierenfunktion. Hypermagnesiämie meist als Folge von akuter oder chronischer Niereninsuffizienz;

Symptome Herabsetzung der Erregbarkeit der quergestreiften Muskulatur, EKG-Veränderungen, Hypotonie, respiratorische Depression, bei Plasma >12,5 mmol/l (30 mg%) erlischt die Herztätigkeit.

Therapie

Unterstützung der Kreislauf- und Atemfunktion, 10–20 ml 10%iger Kalziumglukonikumlösung i.v., evtl. Diuretikaeinsatz oder Hämodialyse.

Prophylaktischer/therapeutischer Einsatz

■ Prophylaxe bei streßbedingten Herzrhythmusstörungen hat sich in Höhe des 2–3fachen der DGE-Empfehlung bewährt; erhöhte Gaben sind auch bei Kalziumoxalatsteinleiden (Mg als Lösungsvermittler) nützlich.

■ Therapie bei Hypomagnesiämie mit Mg-Salzen: Faustregel: Applikation der 2fachen Menge des Defizits; bei Notfällen (Krämpfe, Plasma-Mg <0,25 mmol/l): Mg-Sulfat-7-Hydrat i.v. bei einer Flußrate der 10%igen Lösung von 1,5 ml/min.

■ Notfälle bei Säuglingen: 0,25–1 ml 50%iger Mg-Sulfatlösung über 10–15 min i.m./i.v. bei sorgfältiger EKG-Überwachung.

Patienteninformationen

Vergleiche Kap. 11.1.3.

11.2
Spurenelemente

11.2.1
Eisen/Fe

Chemie/Eigenschaften
Metall; zwei- bis dreiwertiges Kation.

Biologische Funktionen
Die verschiedenen Eisenproteide sind beteiligt an: Sauerstofftransport (Hämo-, Myoglobin), Schutz vor im Körper anfallendem Wasserstoffperoxid (Peroxidasen/Katalasen), weitere Enzymwirkungen (Transferasen, Hydroxylasen, bestimmte Flavinenzyme), Elektronentransport in der Atmungskette (Bestandteil von Cytochromen).

Stoffwechsel
Resorptionsrate sehr unterschiedlich, da vielfältig zu beeinflussen (bei Mischkost im Durchschnitt 10%); Eisenkörperbestand: Erwachsene: Männer: 4–5 g, Frauen: 3,5–4 g; zu 70% in Hämo- und Myoglobin vorkommend; 20–25% in Leber, Milz, Darmmukosa, Knochenmark als Ferritin oder Hämosiderin gespeichert; Eisentransport im Serum mittels Transferrin; Ausscheidung über Darm, Niere und Haut: insgesamt 1 mg/Tag beim erwachsenen Mann; bei der Frau im gebärfähigen Alter zusätzliche Verluste: Menstruation (umgerechnet pro Periode) 0,5 mg/Tag, Laktation 0,5–1 mg/Tag, Gravidität 2–4 mg/Tag.

Beurteilung der Versorgungslage
Parameter: Hämoglobin, Hbe, Serumeisen, t-EBK, Serumferritin, kleines Blutbild usw.; Serumferritin (Anzeige der Speicherentleerung).

Norm-, Grenzwertangaben
Hb Männer 13–18 g%, Frauen 12–16 g%; Serumeisen Männer 80–170 mg%, Frauen 70–160 mg%; t-EBK Männer 270–440 mg%, Frauen 260–400 mg%; Serumferritin Männer 30–400 mg/l, Frauen 8–150 mg/l vor der Menopause, 30–300 mg/l nach der Menopause; Hbe 27–35 mg.
Diagnose eines manifesten Fe-Mangels: Hb <12 g%, Hbe <27 pg, Serumeisen <60 mg%, Serumferritin <15 ng/ml, Anstieg der freien und totalen Eisenbindungskapazität (f-EBK, t-EBK).

Empfohlene Zufuhr pro Tag

Männer 12 mg, Frauen 15 mg im gebärfähigen Alter, Schwangere 30 mg, Stillende 20 mg.

Vorkommen in Lebensmitteln

Fleisch, Fleischwaren, insbesondere Innereien (Verzehr auf 2mal pro Monat begrenzen; Innereien von Jungtieren z. B. Kalbsleber, Hähnchenleber günstiger) sind potente Anlieferer bei gleichzeitig günstiger Resorptionsrate von 20–25%; geringe bis niedrige Gehalte in Milch, Eiern und Fisch sowie in pflanzlichen Lebensmitteln (Gemüse, Getreideprodukte) bei niedriger Resorptionsrate 1% – max. 10%; Resorptionshemmer: Phytat, Tannin; Resorptionssteigerung durch gleichzeitige Aufnahme von 50–75 mg Ascorbinsäure (entspricht 100–150 ml Orangensaft) zu einem eisenhaltigen Lebensmittel.

Mangel/Mangelerscheinungen

Ursachen. Ungenügende orale oder parenterale Eisenzufuhr, Resorptionsstörungen/Malabsorptionssyndrome (auch durch Medikamente: Salicylsäure, Antazida, Clofibrate u. a.), vermehrter Eisenverbrauch und/oder -verlust (z. B. Blutungen), Eisenverteilungsstörungen. Klinischer Mangel: Mikrozytäre hypochrome Anämie.

Symptome (Zum Teil auch bei latenten Mangelzuständen:) Müdigkeit, Verminderung der körperlichen und geistigen Leistungsfähigkeit, Appetitlosigkeit, gastrointestinale Beschwerden, Blässe der Haut, glanzlose Haare, brüchige Nägel, Mundwinkelrhagaden, Glossitis, Kältegefühl, Herzklopfen, Stenokardien, Belastungsdyspnoe, Kollapsneigung;

Häufigkeit. Eisenmangel ist einer der häufigsten alimentären Mangelzustände in der Welt; laut WHO waren 1985 weltweit 1,3 Mrd. Menschen betroffen; Häufigkeit des manifesten Eisenmangels: Bundesrepublik Deutschland: Frauen allgemein 20–49 Jahre: 1–4%, Vegetarierinnen 20–49 Jahre: 10–17%, Männer 18–59 Jahre: 2%.

Toxizität

Orale letale Dosis: 200–250 mg/kg KG bei Erwachsenen, bei Kindern schon ab 130 mg/kg KG (Mengenangaben bezogen auf elementares Eisen); Chronische orale Zufuhr von täglich 100 mg/kg KG Eisen-II-Sulfat bei Erwachsenen führt zu Leberschädigungen (Serum-GPT steigt); besonderes Risiko bei Personen mit erblicher Hämochromatose/Hämosiderose: Schon bei durchschnittlicher alimentärer Zufuhr kommt es zu pathologischen Eisenablagerungen in verschiedenen Körpergeweben, insbesondere in der Dünndarmmukosa und der Leber.

Therapeutischer Einsatz

Präparate mit zweiwertigem Eisen werden am besten resorbiert, Zusätze von Ascorbinsäure wirken sich resorptionsverbessernd aus; Dosierungshöhe/Tag: Erwachsene 50–100 mg, bei Kindern <6 Jahren 50 mg, Dosierungshöhe ist durch die Transportkapazität der Dünndarmmukosa bedingt; meist mehrmonatige Therapiedauer bis zur Wiederauffüllung der Eisendepots (Kontrolle: Serumferritinbestimmung).

Patienteninformationen

Vergleiche Kap. 11.2.2

11.2.2
Kupfer/Cu

Chemie/Eigenschaften

Metall; zweiwertiges Kation; Vorkommen in gediegener Form selten, in der Regel in gebundenem Zustand als Oxid, Sulfid usw.

Biologische Funktionen

Biochemische Wirkung des Cu beruht auf der Aktivierung Cu-abhängiger Enzyme, wobei Cu mittels Valenzwechsel am katalytischen Prozeß beteiligt ist. Cu-abhängige Enzyme: Lysyloxidase (Bedeutung für die Quervernetzung von Kollagen und elastischen Fasern), Dopamin-ß-Hydroxylase und Monoaminoxidase (Biosynthese und Abbau von Katecholaminen), Tyrosinase (Keratinisierung und Pigmentbildung), Superoxiddismutase (Schutz der Zellen vor Wasserstoffperoxid), Cytochrom-c-Oxidase (Atmungskette), Ascorbinsäureoxidase, Coeruloplasmin (= Ferro-Oxidase I, Oxidation von zweiwertigem Eisen zu dreiwertigem vor der Bindung an Transferrin).

Stoffwechsel

Resorptionsrate (30–)50% mit großen Schwankungen, Resorptionshemmung z. B. durch Phytat in Getreideprodukten; Vorkommen von Cu im Plasma an Albumin gebunden (4% des Plasma-Cu) und in Coeruloplasmin (96% des Plasma-Cu); Körperbestand: 80–120 mg beim Erwachsenen (50% in Knochen und Muskulatur, 10% in der Leber); Ausscheidung über Darm und Niere.

Methoden zur Ermittlung der Versorgungslage

Bestimmung der Serumkupfer- und der Coeruloplasminkonzentration; Kopfhaaranalysen sind nur unter Vorbehalt aussagefähig.

Normwertangaben

Referenzbereich Männer: 70–140 mg%, Frauen: 75–150 mg% (bei Frauen durch Östrogenwirkung höhere Konzentrationen); in der Schwangerschaft Anstieg der Serumkonzentration um das 2–3 fache, innerhalb von 2 Wochen post partum Normalisierung. Bei Verwendung von oralen Kontrazeptiva ist die Cu-Konzentration wegen des erhöhten Coeruloplasmingehaltes im Serum auf 190–280 mg% erhöht. Bei Neugeborenen beträgt die Cu-Konzentration etwa 60 mg% (Coeruloplasmin gelangt nicht durch die Plazenta). Coeruloplasmin spricht rasch auf Cu-Verarmung an.

Empfohlene Zufuhr pro Tag

Erwachsene: 1,5–3 mg, Kinder: 0,7–2,5 mg.

Vorkommen in Lebensmitteln

Innereien (Leber), Fleisch, Fleischwaren, Fisch, Geflügel, Gemüse, Hülsenfrüchte, Pilze, Getreideprodukte (aber: Phytat, s. o.), zulässiger Gehalt in Trinkwasser: 0,05 mg/l.

Mangel/Mangelerscheinungen

Ursachen Primär qualitativ unzureichende orale oder parenterale Ernährung, sekundär als Folge von Nephrotischem Syndrom (erhöhte renale Verluste), Malabsorptionssyndromen, Cystischer Fibrose, Kwashiorkor, Penicillintherapie;

Mangelerscheinungen Neutropenie, hypochrome Anämie (Vernetzung mit dem Eisenstoffwechsel), anormales Knochen- und Bindegewebe (ähnlich: Ehlers-Danlos Typ V), Knochenbrüchigkeit, Aneurysmen, Gefäßrupturen, verminderte Pigmentation, neurologische Störungen (Ataxie, verminderte Myelinisierung), Hypothermie;

Eigenständige Cu-Stoffwechselerkrankungen Menke-Syndrom (1:35.000): Defekt liegt in einer fehlerhaften Cu-Resorption bzw. einer defekten Ausschleusung von Cu aus den Duodenalmukosazellen, herabgesetzte Speicherfähigkeit der Leber, Abhilfe durch parenterale Cu-Gaben (täglich 200 mg/kg KG). Wilsonsche Erkrankung:(1:10.000–1:20.000): Fortschreitende Anreicherung von Cu in Leber, Gehirn, Nieren, Cornea; Defekt liegt im verminderten Einbau in Coeruloplasmin und verminderter Ausscheidung über die Galle; Abhilfe: Behandlung mit D-Penicillamin.

Toxizität

Letale Dosis von Cu-Oxid: 10 g bei oraler Applikation und 9 ml einer 10%igen Lösung i.v.

Therapeutischer Einsatz

Bei Anämie empfiehlt sich eine kombinierte Applikation von Cu und Fe: 5 mg Cu-Sulfat oral als 1%ige Lösung und Eisen 200 mg i.m. ; Ausgleich eines Cu-Mangels bei Neugeborenen: täglich 100–300 mg Cu/kg KG, bei Kindern und Jugendlichen: täglich 400–1.000 mg/kg KG.

Patienteninformationen

DGE Nr. 110900/1992 Richtig essen
AID Nr. 2532/1995 Vitamine und Mineralstoffe

11.2.3
Jod/I

Patientenfragen

➤ Warum mangelt es in der Bundesrepublik Deutschland an Jod?
Hauptursache für den weitverbreiteten Jodmangel ist der geringe Jodgehalt unserer Böden. Dadurch sind auch das Trinkwasser und die pflanzlichen Lebensmittel, die auf diesen Böden wachsen, meist sehr jodarm. In größeren Mengen kommt Jod lediglich im Meer vor. Dies ist dadurch bedingt, daß im Verlauf der geologischen Entwicklung ein großer Teil des Jods aus den Böden ausgewaschen und in die Meere transportiert wurde. In der Bevölkerung besteht ein tägliches Joddefizit, das je nach Lebensalter in der Größenordnung von 100–170 mg liegt.

➤ In welchen Lebensmitteln ist ausreichend Jod enthalten?
Die einzigen Lebensmittel, die Jod in nennenswerten Mengen enthalten, sind Seefische und andere Meerestiere. So enthalten fangfrisch 100 g gekochter Schellfisch etwa 240 mg und 100 g Rotbarsch etwa 100 mg Jod (Durch Kochen und Braten sind höhere Zubereitungsverluste möglich). Auch Milch und Eier können bei entsprechender Fütterung der betreffenden Tiere wesentliche Jodmengen enthalten. Bedingt durch die allgemeine Jodarmut unserer Nahrung und aufgrund unserer Eßgewohnheiten gelingt es selbst bei Bevorzugung besonders jodreicher Lebensmittel im Regelfall jedoch nicht, den Jodbedarf zu decken.
Somit ist es erforderlich, jodiertes Speisesalz (Jodsalz) anstelle des herkömmlichen Kochsalzes zu verwenden. Es sollte kompromißlos anstelle von Normalsalz

im Haushalt und in der Gemeinschaftsverpflegung Verwendung finden. Eine weitere Möglichkeit zur Verbesserung der Jodversorgung besteht darin, bevorzugt auf solche Lebensmittel zurückzugreifen, die mit jodiertem Speisesalz hergestellt wurden.

Wie ist die Jodversorgung sicherzustellen, wenn aus gesundheitlichen Gründen auf Salz verzichtet werden sollte?

In diesen Fällen kann der tägliche Jodbedarf nach Rücksprache mit dem Arzt über Jodidtabletten sichergestellt werden. Diese Möglichkeit hat den Vorteil, daß sie zuverlässig individuell anwendbar und auch für Risikogruppen geeignet ist. Sie kann ferner durch den behandelnden Arzt direkt kontrolliert werden. Vor allem Schwangere und Stillende sollten ihren erhöhten Jodbedarf auf diese Weise decken. Daneben stehen bei ärztlich verordneter Kochsalzbeschränkung Kochsalz-Ersatzpräparate zur Verfügung, die bevorzugt Kaliumsalze enthalten und oft mit Jod angereichert sind.

Kann zuviel Jod für den Körper schädlich sein?

Die Schilddrüse benötigt je nach Lebensalter täglich etwa 100–260 mg Jod. Da diese Menge mit der Nahrung meist nicht aufgenommen wird, muß das tägliche Joddefizit mit physiologischen Jodmengen, beispielsweise durch Verwendung von jodiertem Speisesalz oder Jodidtabletten ausgeglichen werden. Die darin enthaltenen Jodmengen sind lebensnotwendig und deshalb völlig unbedenklich. Erst bei täglich zugeführten Jodmengen über 300 mg kann es bei Menschen, die einen Kropf haben und bei denen sich bereits autonome „heiße" Bezirke entwickelt haben, zu einer Entgleisung des Schilddrüsen-Stoffwechsels kommen. Bei Kindern und Jugendlichen besteht diese Gefahr noch nicht.

Kann durch Jod eine Jodallergie oder Jodakne ausgelöst werden?

Es ist fraglich, ob es überhaupt eine echte Jodallergie bei oraler Aufnahme gibt. Sicher ist hingegen, daß mit physiologischen Mengen von Jod Allergien nicht ausgelöst werden. Gleiches gilt für die Jodakne: Mit der empfohlenen Menge von 5 g jodiertem Speisesalz pro Tag werden nur sehr kleine Mengen Jod (100 mg) aufgenommen. Das ist gerade so viel, wie in der täglichen Nahrung fehlt. Diese Menge ist normalerweise so gering, daß sie keine Verschlimmerung einer bestehenden Akne, kein Aufflammen einer ausgeheilten Akne oder andere akneähnlichen Hauterscheinungen hervorrufen kann.

Chemie/Eigenschaften

Halogen, einwertiges Anion, sehr gut wasserlöslich.

Biologische Funktionen

Bestandteil der Schilddrüsenhormone Thyroxin (T$_4$) und Trijodtyronin (T$_3$), auf diese Weise Steuerung des Stoffwechsels (Protein-, Kohlenhydrat- und Fettstoffwechsel, Temperaturregulation), Einfluß auf die körperliche und geistige Entwicklung und Leistungsfähigkeit sowie auf die Psyche.

Stoffwechsel

Nahezu quantitative Resorption, Akkumulation in der Schilddrüse (in Abhängigkeit von der Versorgungslage), Ausscheidung primär über den Harn.

Erfassung der Versorgungslage

Jodausscheidung im Harn (keine Routinemethode), Normalwert: >100 mg/g Kreatinin; Hinweise auf einen Jodmangel durch: verringerte Jodurie, Ertasten einer Struma, Ultraschalldiagnostik der Schilddrüse, Szintigramm, Bestimmung von freiem T$_3$ und T$_4$ sowie von TSH im Serum, TRH-Test.

Empfohlene Zufuhr

Bei Kindern: je nach Alter zwischen 50 und 200 mg/Tag; bei Jugendlichen und Erwachsenen: 180–200 mg/Tag; eine erhöhte Zufuhrempfehlung besteht während Schwangerschaft (+30 mg/Tag) und Stillzeit (+60 mg/Tag).

Vorkommen in Lebensmitteln

Nativ jodreich sind nur Seefisch und andere maritime Lebensmittel, einen nennenswerten Jodgehalt können ebenfalls Eier, Milch und Milchprodukte aufweisen (durch entsprechende Fütterung der Tiere und/oder Anwendung von jodhaltigen Zitzendesinfektionsmitteln). Weiterhin steht jodiertes Speisesalz zur Optimierung der Versorgungslage zur Verfügung. Bei verarbeiteten Lebensmitteln ist auf die Verwendung von jodiertem Speisesalz zu achten.

Mangel/Mangelerscheinungen

Häufigkeit Die Bundesrepublik Deutschland ist ein endemisches Jodmangelgebiet; etwa 15% der Bevölkerung (mit regionalen Unterschieden) sind betroffen.

Krankheitsbild Stark ausgeprägter Jodmangel kann zu einer Hypothyreose sowie zu Kretinismus führen, meist jedoch Ausbildung einer euthyreoten Struma. Im Alter besteht bei Vorhandensein autonomer Adenome die Gefahr einer Hyperthyreose.

Symptome des Jodmangels Atembeschwerden, Leistungsminderung, Unruhe, Angstgefühl, Antriebsarmut, Schlafstörungen, Verdauungsstörungen, Kälteempfindlichkeit.

Ursachen Falsche Lebensmittelauswahl: geringer Verzehr von Seefisch sowie unzureichende Aufnahme an jodiertem Speisesalz bzw. jodierten Kochsalzersatzmitteln. Verstärkt werden kann die Mangelsituation durch den Verzehr strumigener Substanzen, v. a. pflanzlicher Herkunft (z. B. Goitrogene in Kohlarten). Zu beachten ist, daß Schilddrüsenerkrankungen zu über 90% durch Jodmangel verursacht sind!

Toxizität

Bei Personen mit autonomen Adenomen kann bereits mit relativ geringen Jodmengen eine Hyperthyreose induziert werden (der hohe Jodgehalt von Algen und verschiedenen Arzneimitteln und Röntgenkontrastmitteln ist zu beachten). Bei Schilddrüsengesunden ist erst bei hoher Dosierung (100–1.000 mg) vereinzelt mit Hautreaktionen, Magen-Darm-Störungen sowie allergieähnlichen Symptomen zu rechnen; unwahrscheinlich ist, daß durch die Aufnahme physiologischer Mengen an Jod eine „Jodallergie" bzw. eine „Jodakne" ausgelöst wird.

Prophylaktischer Einsatz

Zur Beseitigung des Joddefizits in der Bevölkerung von durchschnittlich 100–150 mg/Tag sollte bei verarbeiteten Lebensmitteln (insbesondere bei Brot und Backwaren, bei Fleisch- und Wurstwaren sowie bei Käse) auf den Zusatz von jodiertem Speisesalz geachtet werden (Kennzeichnung durch Jod-Gütesiegel; Hinweis im Zutatenverzeichnis); Zusalzen im Haushalt und bei Tisch ausschließlich mit jodiertem Speisesalz (5 g NaCl enthalten 100 mg Jod). Eine Möglichkeit, die Jodversorgung zu optimieren, ist die Aufnahme von Jodidtabletten; bei Reaktorunfällen kann durch hochdosierte Jodgaben (bis zu 1.000 mg und mehr pro Person) ein wirksamer Schutz erzielt werden.

Therapeutischer Einsatz

300–400 mg Jodid/Tag bei Säuglingen, Kindern und Jugendlichen zur Rückbildung einer Struma; Therapie beim Erwachsenen mit 500–600 mg Jodid/Tag. Falls autonome Adenome vorhanden sind, besteht jedoch die Gefahr einer Hyperthyreose, Therapie beim Erwachsenen häufig in Kombination mit bzw. durch alleinige Gabe von Schilddrüsenhormonen.

Allgemeines

Jod ist ein Spurenelement, das während der geologischen Entwicklung der Erde und besonders in der letzten Eiszeit mit dem Schmelzwasser der Gletscher aus dem Boden ausgewaschen und ins Meer geschwemmt wurde. Daher ist Jod in Deutschland nunmehr in der Nahrung und im Trinkwasser in unzureichender Menge enthalten. Lediglich Seefische und Meerestiere enthalten nennenswerte Mengen.

Der Jodbedarf ist in Abhängigkeit vom Alter unterschiedlich hoch. Die Deutsche Gesellschaft für Ernährung empfiehlt Erwachsenen eine tägliche Jodaufnahme von 180–200 mg. Die tatsächliche tägliche Jodaufnahme mit der Nahrung beträgt derzeit jedoch nur rund ein Drittel dieser empfohlenen Menge.

Laut Klassifikation der Weltgesundheitsorganisation ist daher die Bundesrepublik Deutschland ein Jodmangelgebiet II. und III. Grades, so daß mit dem endemischen Auftreten von Kröpfen gerechnet werden muß. Die Kropfoperation ist hier der vierthäufigste chirurgische Eingriff. Die Folgekosten der Jodmangelerkrankungen werden insgesamt z. Z. mit 2 Milliarden DM pro Jahr angegeben.

In zahlreichen wissenschaftlichen Arbeiten ist die ungenügende Zufuhr von Jod mit der Nahrung als entscheidende Ursache für Erkrankungen der Schilddrüse beim Menschen nachgewiesen worden. Die Jodmangelprophylaxe durch Jodsalz wird in vielen Ländern (Norwegen, Finnland, Schweden, Schweiz) seit Jahren erfolgreich betrieben. In diesen Ländern gibt es kaum neue Kropfpatienten. Um die Verbesserung der allgemeinen Jodmangelprophylaxe hat sich daher seit Jahren auch die DGE bemüht. Im Haushalt werden pro Kopf und Tag etwa 2–3 g Speisesalz verbraucht, weitere 5–7 g werden über Back- und Fleischwaren, Fertiggerichte und andere industriell hergestellte Lebensmittel aufgenommen. Wenn alles Speisesalz, das im Haushalt und bei der Herstellung und Zubereitung von Lebensmitteln verwendet wird, jodiertes Speisesalz wäre, könnte der Jodmangel in der Bundesrepublik Deutschland behoben werden.

Während Schwangerschaft und Stillzeit ist die Jodprophylaxe für die Versorgung von Mutter und Kind besonders wichtig

Da die Jodkonzentration in der Frauenmilch vom Jodversorgungszustand der Mutter abhängig ist, wirkt sich ein Jodmangel der Mutter entsprechend negativ auf den Jodversorgungszustand des gestillten Kindes aus.

Schwangere und stillende Frauen sollten im Haushalt nur Jodsalz verwenden, regelmäßig Seefisch und Milch verzehren und mit Jodsalz hergestellte Lebensmittel, insbesondere Brot und Fleischwaren, verwenden. Da die meisten Schwangeren nur einzelne dieser Maßnahmen beherzigen und dies häufig erst mit Beginn der Schwangerschaft geschieht, das Joddepot der Schilddrüse also noch nicht ausreichend gefüllt ist, wird heute allgemein empfohlen, Schwangeren und Stillenden Jodtabletten in einer Dosis von 150–200 mg/Tag zu verordnen.

Kinder, die nicht gestillt werden, erhalten über die in Deutschland angebotene Säuglingsmilchnahrung genügend Jod.

Von Kritikern der Jodsalzprophylaxe wird meist einfach die Tatsache ignoriert, daß der Kropf nicht nur ein kosmetisches Problem ist, sondern auch mit einer Reihe von Funktionsstörungen im Organismus einhergeht. Die vergrößerte Schilddrüse kann Ursache von Atembeschwerden und Schluckstörungen sein. Als Folgeerkrankungen sind funktionslose „kalte" (selten bösartige) Knoten oder auch überaktive „heiße" Knoten mit einer Schilddrüsenüberfunktion bekannt. Jodmangel kann bereits bei Neugeborenen nachgewiesen werden.

Die Hälfte der Neugeborenen mit angeborenem Jodmangelkropf wiesen in einer Untersuchung Zeichen einer deutlichen Entwicklungsverzögerung auf.

> *Eine Überdosierung von Jod durch den Konsum von mit Jodsalz hergestellten Lebensmitteln ist trotz gegenteiliger Behauptungen nicht möglich.*

Durch die Begrenzung des Jodgehalts im Jodsalz auf durchschnittlich 20 mg/g Salz und die rezepturmäßige Herstellung von Lebensmitteln ist selbst bei alleinigem Verzehr von mit Jodsalz hergestellten Lebensmitteln und gleichzeitigem Verzehr von Seefisch nicht die Gefahr einer zu hohen Jodaufnahme gegeben. Die WHO hält eine lebenslange tägliche Aufnahme von 1.000 mg Jod (=1 mg) durch den Gesunden für unbedenklich.

Werden nur mit Jodsalz hergestellte Lebensmittel verzehrt, wird die als ernährungsphysiologisch notwendig erachtete Jodmenge von 200 mg pro Tag evtl. erreicht, vermutlich liegt die Jodaufnahme eher noch darunter. Abzuraten ist vom Verzehr von Algenpräparaten, da deren Jodgehalt z. T. extreme Unterschiede aufweist.

Selbst eine hyperthyreote Schilddrüse benötigt Jod. Daher dürfen Patienten mit einer Schilddrüsenüberfunktion in aller Regel ebenfalls mit Jodsalz hergestellte Lebensmittel verzehren. Mit physiologischen Mengen Jod, wie sie beispielsweise über Jodsalz oder durch mit Jodsalz hergestellte Lebensmittel zugeführt werden, kann sich allenfalls eine bis dahin latente Überfunktion durch leichte klinische Erscheinungen bemerkbar machen. Das Risiko einer klinisch bedrohlichen Überfunktion ist bei reichlichem Jodsalzkonsum nicht gegeben. Allerdings sollten alle Patienten mit autonomem Adenom sehr wohl Joddosen, wie sie beispielsweise in jodhaltigen Röntgenkontrastmitteln, in einigen Desinfektionsmitteln oder in wenigen Medikamenten enthalten sind, meiden. Diese Medikamente enthalten Jodmengen im Milligramm- oder Grammbereich. Derartige Mengen von weit über 300 mg Jod pro Tag werden durch die Verwendung von Jodsalz im Haushalt und durch den Konsum von mit Jodsalz hergestellten Lebensmitteln nicht erreicht.

Auch von hautärztlicher Seite bestehen keine Bedenken gegen die Verwendung von jodiertem Speisesalz und den Verzehr von Lebensmitteln, die mit Jodsalz hergestellt sind. Nur sehr hohe Joddosen im Milligramm- oder Grammbereich können bei entsprechend disponierten Personen Hautreaktionen auslösen. Jodsalz, das Jod nur in Mikrogrammengen enthält, hat entsprechende Reaktionen bisher nicht ausgelöst. Gleiches gilt auch für Akne. Bestätigt wird diese Aussage durch die Erfahrungen in Ländern mit guter Jodversorgung, z. B. der Schweiz, Schweden, Finnland oder den Vereinigten Staaten, in denen Jodallergien und Jodakne ebenfalls kein Problem darstellen.

Literatur

Arbeitskreis Jodmangel (Hrsg) Jodmangel und Schilddrüse – 25 Fragen und Antworten. Praxis press, Groß-Gerau
Arbeitskreis Jodmangel (1997) Jod – kleine Menge, große Wirkung. Praxis press, Groß-Gerau (kostenlos)(Anschrift: Postfach 1541, 64521 Groß-Gerau, Tel. 06152/40021; dort auch andere Schriften erhältlich)
Pfannenstiel P (1989) Krankheiten der Schilddrüse. Anzeichen/Untersuchungen/Behandlung. Trias, Stuttgart

11.2.4
Fluor/F

Patientenfragen

▶ **Kann es durch Trinken von zu viel schwarzem Tee zu einer überhöhten Fluoridzufuhr kommen?**
In Abhängigkeit vom Anbaugebiet weisen bestimmte Teesorten hohe Fluoridkonzentrationen auf. Der in der Trinkwasserverordnung festgelegte Grenzwert von 1,5 mg/l Wasser kann hierdurch überschritten werden. Untersuchungen aus England zeigten, daß bei überdurchschnittlich hohem Teekonsum von 2 l/Tag die Fluoridaufnahme bis zu 9 mg/l betragen kann und damit deutlich oberhalb der Dosis liegt, die für den Erwachsenen als sicher angesehen wird.

Kann eine abwechslungsreiche und vielseitige Kost eine optimale Fluoridversorgung der Bevölkerung sichern?
Die Deutsche Gesellschaft für Ernährung empfiehlt eine zusätzliche tägliche Fluoridaufnahme von 1 mg für den Erwachsenen. Die tägliche Aufnahme beträgt jedoch nur 0,3 bis maximal 0,7 mg. Für eine wirksame Kariesprophylaxe reicht die tägliche Fluoridmenge der Nahrung nicht aus. Der deutsche Arbeitskreis für Zahnheilkunde und der wissenschaftliche Beirat der Informationsstelle für Kariesprophylaxe empfehlen daher die kontinuierliche Prophylaxe mit Fluorid- (und Vitamin D-)Tabletten bei Säuglingen und Kleinkindern. Im Anschluß daran sollte die Kariesprophylaxe mit fluoridiertem (und jodiertem) Speisesalz bei Kindern, Jugendlichen und Erwachsenen so lange fortgeführt werden, wie natürliche Zähne vorhanden sind.

Chemie/Eigenschaften
Halogen, einwertiges Anion.

Biologische Funktionen
In kleinen Mengen wahrscheinlich essentiell für die Knochenhomöostase (Aktivierung der Osteoblasten), Bedeutung für Härte und Stabilität von Knochen und Zähnen, Bedeutung für chemische Widerstandsfähigkeit der Zähne, Bedeutung für Zahndurchbruch, funktionsfördernd im Bereich der Zähne durch Hemmung der Kariogenese (Bildung von säureresistentem Fluorapatit während der Zahnausbildung, Förderung der Remineralisation, Hemmung des Bakterienstoffwechsels).

Stoffwechsel
Die Resorptionsrate ist abhängig von der Nahrungszusammensetzung. Eine nahezu quantitative Resorption erfolgt aus Trinkwasser, Tee und fluoridiertem Speisesalz, eine geringe Bioverfügbarkeit liegt bei gleichzeitiger Aufnahme kalziumreicher Lebensmittel vor; die Einlagerung von Fluorid in Zähne und Knochen erfolgt in Abhängigkeit vom Lebensalter (die Retention sinkt von 90% beim jungen Säugling auf unter 10% im späteren Lebensalter); die Ausscheidung erfolgt primär über die Nieren.

Erfassung der Versorgungslage
Anhand der Fluoridausscheidung im Harn mittels ionensensitiver Elektrode.

Empfohlene Zufuhr

Die Zufuhrempfehlung bezieht sich auf die kariesprophylaktische Wirkung; ab dem 6. Lebensjahr werden zusätzlich zur Aufnahme über Lebensmittel und Getränke 1 mg/Tag empfohlen, jüngere Kinder sollten geringere Mengen (je nach Alter zwischen 0,25–0,75 mg/Tag) aufnehmen; die Gesamtzufuhr sollte bei Jugendlichen und Erwachsenen 4 mg/Tag nicht überschreiten (bei Kindern gelten je nach Alter Werte zwischen 0,5 und 2,5 mg/Tag).

Vorkommen in Lebensmitteln

In Lebensmitteln sind nur geringe Mengen an Fluorid enthalten. Einige Heil- und Mineralwässer sowie bestimmte Schwarzteesorten sind fluoridreich (besonders hohe Gehalte in entkoffeinierten Schwarztee), in einigen Gegenden weist das Trinkwasser nennenswerte bis hohe Fluoridmengen auf; Seefisch enthält deutlich geringere Mengen an Fluorid, als früher angenommen wurde.

Mangel/Mangelerscheinungen

Eine ausgesprochene Fluoridmangelerkrankung ist nicht bekannt, bei Aufnahme kariogener Kohlenhydrate und gleichzeitig unzureichender Fluoridzufuhr steigt das Kariesrisiko; eine prophylaktische Wirkung physiologischer Fluoridmengen auf das Osteoporoserisiko konnte noch nicht eindeutig belegt werden.

Toxizität

Fluorid besitzt eine relativ geringe Sicherheitsspanne; als sicher gilt die Zufuhr von bis zu 4 mg/Tag bei Erwachsenen, bis zu 1 mg/Tag im 1. Lebensjahr, bis zu 1,5 mg/Tag im 2. Lebensjahr und bis zu 2,5 mg/Tag bei Kindern ab dem 3. Lebensjahr; bei höheren Gaben (täglich >0,1 mg/kg KG) können sich weißliche Schmelzflecken („mottled enamel") bilden, die sich bei starker Ausprägung bräunlichgelb verfärben (Dentalfluorose); bei Erwachsenen können bei Dosen von 15–40 mg/Tag, die therapeutisch bei Osteoporose eingesetzt werden, als Nebenwirkungen Übelkeit, Erbrechen, Magenschleimhautschädigungen, Knochen- und Gelenkschmerzen sowie ein erhöhtes Osteomalazierisiko auftreten; sehr hohe Dosierungen können die Schilddrüsenaktivität beeinflussen und zu Nierenfunktionsstörungen führen.

Prophylaktischer Einsatz

Ausreichende Fluoridzufuhr ist eine der vier Säulen der Kariesprophylaxe. Folgende Maßnahmen auf individueller und bevölkerungspolitischer Ebene sind möglich: Trinkwasserfluoridierung (wird in der Bundesrepublik Deutschland nicht durchgeführt), Fluoridzufuhr in Tablettenform, Aufnahme bestimmter fluoridreicher Mineralwässer, Verzehr von fluoridiertem Speisesalz bzw. von fluoriertem Jodsalz, lokale Fluoridapplikation durch Zahnpasta, Gele, Lacke und Mundspülungen. Bei prophylaktischen Maßnahmen muß der Fluoridgehalt des örtlichen Trinkwassers berücksichtigt werden, bei Kombination mehrerer Maßnahmen sollte die empfohlene tägliche Gesamtzufuhr an Fluorid nicht überschritten werden. Durch lokale Wirkungen am Zahn (Förderung der Remineralisation, Schmelzhärtung, Hemmung des Bakterienstoffwechsels) besteht eine kariesprophylaktische Wirkung von Fluoridgaben auch über das Kindesalter hinaus.

Therapeutischer Einsatz

Hochdosierte Fluoridgaben (15–40 mg/Tag) werden zur Therapie der Osteoporose angewandt (vgl. Kap. 4.9). Hierbei gilt es, Nebenwirkungen und Kontraindikationen zu beachten.

Literatur

Deutscher Ausschuß für Jugendzahnpflege Zahnmedizinische Vorsorge – sie geht uns alle an. (1983) Jülich
Deutscher Ausschuß für Jugendzahnpflege Zahngesundheit und Ernährung. (1988) Jülich
Deutscher Arbeitskreis für Zahnheilkunde: Verschiedene Schriften der Informationsstelle für Kariesprophylaxe, Weingartenstr. 4, 64521 Groß-Gerau (Tel.: 06152/40021)

11.2.5
Zink/Zn

Chemie/Eigenschaften

Vorkommen in Form anorganischer Salze (z. B. ZnO, ZnS, $ZnSO_4$) und komplexgebunden z. B. an Aminosäuren oder in Form des Metallothioneins.

Biologische Funktionen

Als essentieller Bestandteil zahlreicher Metalloenzyme ist Zn für die katalytische Aktivität unentbehrlich. Ferner bewirkt Zink neben anderen Übergangselementen als Effektor die Aktivität einer Reihe weiterer Enzyme. Durch diese Enzymaktivierungsfunktion ist Zink besonders in den Protein- und Nukleinsäurestoffwechsel einbezogen und spielt eine fundamentale Rolle bei der Zellteilung und damit beim Wachstum, aber auch bei der Immunfunktion, bei der Wundheilung und dem Geschmackssinn.
Weitere Funktionen als Bestandteil von Hormonen (Insulin, Gonadotropine); damit Einfluß auf den Glukosestoffwechsel sowie die sexuelle Entwicklung und die Leistungsfähigkeit; Beziehung zum Vitamin A in Form der zinkab-

hängigen Alkoholdehydrogenase im Auge, die für die Oxidation von Retinol zu Retinal benötigt wird.

Stoffwechsel

Die Resorption erfolgt im oberen Dünndarm vermutlich aktiv. Die Resorptionsrate beträgt durchschnittlich 20%, deutliche Abhängigkeit vom Zinkgehalt der Nahrung und vom Versorgungsstatus; fördend wirken komplexbildende Aminosäuren; bei hoher Kupfer- oder Kalziumzufuhr verminderte Resorptionsquote; die biologische Verfügbarkeit aus Getreide und Leguminosen kann durch Bindung an Phytinsäure und durch Ballaststoffe herabgesetzt sein; Gesamtkörperbestand 1,5–2,3 g, davon etwa 1–2% im Blut; Speicher sind Knochen und Muskelgewebe, hohe Gehalte im Auge, den Inselzellen des Pankreas, der Prostata; Exkretion hauptsächlich über den Stuhl, Ausscheidung im Harn weitgehend unabhängig vom Versorgungsstatus (0,3–0,6 mg/Tag).

Erfassung des Versorgungsstatus

Zinkgehalt der Haare, Normalwerte 177–207 mg Zink/g Trockensubstanz; Zinkplasmaspiegel, normal 90–110 mg/dl.

Empfohlene Zufuhr pro Tag

Nach Angaben der WHO liegt der Zinkbedarf bei 2,2 mg/Tag. Die DGE empfiehlt demnach für Erwachsene unter Berücksichtigung einer Resorptionsrate von etwa 20% folgende Zufuhr: Frauen 12 mg/Tag, Männer 15 mg/Tag; Bedarfsdeckung nicht in allen Bevölkerungsschichten ausreichend, daher wird Zink als kritisches Spurenelement angesehen.

Vorkommen in Lebensmitteln

Gute Zinklieferanten sind Fleisch, verschiedene Fischarten, Innereien, Gemüse und Milchprodukte. Allgemein ist die Resorbierbarkeit aus Lebensmitteln tierischer Herkunft höher als aus solchen pflanzlichen Ursprungs.

Mangel/Mangelerscheinunge

Ursachen Verminderte alimentäre Zink-Zufuhr; Malabsorptionssyndrome (z. B. Acrodermatitis enteropathica); erhöhte Ausscheidung z. B. bei Glomerulonephritis, kataboler Stoffwechsellage, Alkoholismus oder Einnahme bestimmter Pharmaka; Verteilungsstörungen zwischen Intra- und Extrazellulärraum bei akuten Infektionen, nach Verbrennungen, postoperativen Traumata und Herzinfarkt mit anschließender erhöhter Ausscheidung.

Symptome Aufgrund der vielschichtigen Funktionen äußern sich Mangelsituationen in sehr unterschiedlichen Symptomen wie Dermatitis und damit häufig verbunden Haarausfällen; Wachstumshemmung bei Kindern; Hypogonadismus; psychische Veränderungen, die einer Depression ähneln; verminderte Wundheilung; erhöhte Infektionsanfälligkeit; Nachtblindheit; Anorexie; Hypo- und Dysgeusie, Geschmacksstörungen.

Toxizität

Zink weist im Vergleich zu einigen anderen Spurenelementen eine relativ geringe Toxizität auf, da der Bereich toxischer Dosen erst bei etwa zwei Zehnerpotenzen über der täglichen Aufnahme beginnt. Als letale Dosis werden 3–5 g Zinksulfat bzw. 6–10 g Zinkchlorid angegeben. Erhöhte Zinkkonzentrationen im Organismus werden im Vergleich zu Hypozinkämie selten beobachtet.

Therapeutischer Einsatz

Zur Beseitigung von Zink-Mangelzuständen; in Form von Zink-Verbindungen (Zinkacetat, Zinkchlorid) als Adstringens; Salben mit Zinkoxid als Antiphlogistikum.

Patienteninformationen

AID Nr. 2532/1995 Vitamine und Mineralstoffe sind lebensnotwendig

11.2.6
Selen/Se

Chemie/Eigenschaften

Halbmetall, Vorkommen in der Natur in sehr unterschiedlichen Konzentrationen, verhält sich im Organismus ähnlich wie Schwefel. Biologisch wirksames Selen ist wasserlöslich.

Biologische Funktionen

Funktion als essentieller Bestandteil des Enzyms Glutathion-Peroxidase und damit Beteiligung an der Beseitigung von Radikalen und Peroxiden im Organismus, vorzugsweise in den Erythrozyten. Eine synergistische Wirkung mit den Tokopherolen konnte im Hinblick auf die Lipidschutzfunktion nachgewiesen werden. Daneben wird Se eine antikanzerogene Wirkung zugesprochen (durch Hemmung der Zellteilung).

Stoffwechsel

In der Nahrung vorkommendes Selenmethionin wird nach bisher unbekanntem Mechanismus rasch resorbiert, auch zur Se-Substitution verwendetes Natriumselenat oder -selenit wird gut resorbiert. Verteilung auf die Gewebe, Knochen, Haare und Blutzellen; höchste Se-Konzentration in der Niere; Körperbestand des Menschen etwa 10–15 mg; Einbau von Se anstelle von Schwefel in Cystein und Methionin und damit in entsprechende Proteine; Ausscheidung zu etwa 65% über den Harn und zu 10% über den Stuhl, der Rest wird über die Atemluft als flüchtige Verbindung abgegeben.

Erfassung des Versorgungsstatus
Kurzfristige Änderungen werden am besten durch Bestimmung von Plasma- und Harn-Se-Spiegel oder Glutathionperoxidase-Aktivität im Plasma und in den Thrombozyten festgestellt, längerfristige durch Se-Gehalt der Haare; Normalbereiche für Mitteleuropa: 8–13 mg/dl im Vollblut, 6–10 mg/dl im Serum.

Empfohlene Zufuhr pro Tag
Der genaue Bedarf ist unbekannt, empfohlen wird eine Aufnahme im Bereich von 20–100 mg/Tag. Die Se-Aufnahme in der Bundesrepublik Deutschland wird als ausreichend angesehen.

Vorkommen in Lebensmitteln
Hauptlieferanten sind Leber, Fleisch, Getreide und Hülsenfrüchte. Starke Abhängigkeit der Selengehalte in pflanzlichen Lebensmitteln vom Gehalt der Böden.

Mangel/Mangelerscheinungen
Ursachen Unzureichende alimentäre Zufuhr; Risikogruppen sind Früh- und Neugeborene mit Formelernährung und Patienten unter langfristiger parenteraler oder Sondenernährung, semisynthetischer Diät oder Rehabilitationstherapie nach Kwashiorkor.

Symptome In Gebieten mit einer Se-Zufuhr <10 mg/Tag wurde eine endemische Kardiomyopathie beschrieben (China: Keshan-Krankheit) mit Arrhythmie, Herzvergrößerung, fokalen Myokardnekrosen, die in 50% der Fälle tödlich endete; im Tierversuch waren folgende Gewebe am stärksten betroffen: Herzmuskel, quergestreifte Muskulatur, Magenmuskulatur, embryonales Gewebe.

Toxizität
Se weist eine geringe therapeutische Breite auf. Bereits bei 800 mg/Tag wurden Intoxikationen beobachtet (Nagelveränderungen, Leukozytenanstieg, verlängerte Prothrombinzeit). Akute Intoxikationen äußern sich durch Übel-

keit, Erbrechen, gastrointestinale Beschwerden, Muskelspasmen, Knoblauch-
geruch der Ausatemluft.

Prophylaktischer Einsatz

Positive Wirkungen einer erhöhten Se-Zufuhr im Hinblick auf die Prävention
von Arteriosklerose, Krebs und Störungen des Immunsystems sind noch
nicht ausreichend geklärt. Eine ungezielte Selensupplementierung kann deshalb z. Z. nicht empfohlen werden.

Therapeutischer Einsatz

Einige positive Effekte therapeutischer Se-Gaben sind bei folgenden Gesundheitsstörungen nachgewiesen worden: bei koronaren Herzkrankheiten, bei
Erkrankungen des rheumatischen Formenkreises, im Bereich der Neoplasien,
bei Lebernekrose. In Form von Selendisulfidpaste (SeS_2) als Antiseborrhoi-
kum.

Literatur

Deutsche Gesellschaft für Ernährung (Hrsg) (1995) Empfehlungen für die Nährstoffzufuhr. Umschau, Frankfurt

Gifte in Lebensmitteln

H. OBERRITTER

Natürliche Gifte in Lebensmitteln sind entweder natürliche Bestandteile oder durch Mikroorganismen erzeugt. Davon zu unterscheiden sind Schadstoffe aus industrieller Produktion sowie Rückstände und Schadstoffe aus landwirtschaftlicher Produktion und Lebensmittelverarbeitung. Natürliche Gifte (akute und chronische Toxizität) sind nach wissenschaftlicher Erkenntnis ein größeres Risiko als Umweltkontaminanten und Zusatzstoffe (chronische Toxizität, Unverträglichkeiten). In der öffentlichen Meinung herrscht jedoch eine umgekehrte Risikobewertung vor.

12.1
Gifte aufgrund bakteriellen Lebensmittelverderbs

12.1.1
Salmonellentoxine

Bakterium Salmonella typhi, paratyphi u. a.

Auftreten Tiefgefrorenes Geflügel, Hackfleisch, Mayonnaise- und Eiprodukte.

Maßnahmen Beachtung von Hygienevorschriften bei Herstellung, Vor- und Zubereitung von Lebensmitteln und Speisen.

Häufigkeit Starke Zunahme gegenüber den Jahren 1955–1965. 1982–1986 etwa 173.000 gemeldete Erkrankungen (hohe Dunkelziffer), 365 Todesfälle. Vor allem in Gemeinschaftsverpflegung häufige Intoxikationen.

12.1.2
Botulismus

Bakterium Clostridium botulinum produziert Botulinustoxin B.

Toxizität Stärkstes bekanntes Nervengift, 30.000mal stärker als Dioxin TCDD. Toxische Dosis: 2×10^{-9} g. Clostridium botulinum verursacht Lebensmittelvergiftung Botulismus.

Auftreten Hausgemachte, eiweißhaltige Lebensmittelkonserven (geblähte Deckel bei Blechdosen; lockerer Deckel bei Glaskonserven) und schlecht geräucherte Fleischwaren.

Häufigkeit Selten.

Maßnahmen Verwendung von Nitrit-Pökelsalz bei der Lebensmittelverarbeitung.

12.1.3
Andere Gifte

Durch Staphylococcus aureus, Clostridium perfringens, Bacillus cereus. In der Bundesrepublik Deutschland nicht häufig, aber in den letzten Jahren zunehmend (in den USA sind Staphylococcen-Intoxikationen so häufig wie Salmonellose).

Biogene Amine
Vergiftungen durch biogene Amine z. T. auch mikrobiologischen Ursprungs.

Vorkommen Histidinreiche Fischarten wie Thunfisch, Makrelenarten, bestimmte Käsesorten und Wein.

Toxizität Durch bakterielle Decarboxylierung von Histidin entsteht Histamin: Histaminvergiftungen. In Käse und Wein Vorkommen von Tyramin: u. U. ungünstige Wirkung auf vegetatives Nervensystem.

Maßnahmen Auf Frische der Fische achten. Vermeiden von Lebensmitteln, die Unverträglichkeit auslösen.

Vergleiche auch Kap. 12.3.

Allgemeine Maßnahmen zur Prävention mikrobieller Intoxikationen
Hygienische und lebensmitteltechnologische Maßnahmen: Fachgerechte Ernte und Lagerung von Lebensmitteln, Waschen von Lebensmitteln, Sauberhalten von Arbeitsgeräten, Vermeiden langer Warmhaltezeiten von Speisen, Kühlung von Speisen und Lebensmittel, ausreichendes Erhitzen bei Zubereitung und Konservierung von Lebensmitteln.

Literatur

Lindner E (1979) Toxikologie der Nahrungsmittel. Thieme, Stuttgart

12.2
Natürlich vorkommende Gifte

12.2.1
Blausäurehaltige Glykoside

Vorkommen In Bittermandel, Leinsamen und Obstkernen. In exotischen Lebensmitteln wie Pfeilwurzel, Yamswurzel, Zuckerhirse, Süßkartoffel, Bambus, Zuckerrohr, Mondbohne.

Toxizität Spaltung der Glykoside durch Darmbakterien bewirkt Freisetzung der Blausäure. Bei Kleinkindern können 5–10 Bittermandeln tödlich wirken.

Maßnahmen Durch spezielle Vorbehandlung und Zubereitung der Pflanzen kann Blausäure vor Verzehr entfernt werden.

12.2.2
Solanin

Vorkommen Unreife oder grün gewordene, keimende Kartoffeln.

Toxizität Kartoffeln mit Solaningehalt über 0,04% wirken toxisch. Die toxische Dosis beträgt 25 mg (eine mittelgroße Kartoffel mit o. g. Gehalt), die tödliche Dosis 400 mg (1 kg o. g. Kartoffeln).

Maßnahmen Ausschneiden kleinerer grüner Stellen. Wegwerfen, wenn die Kartoffel völlig grün ist oder größere grüne Stellen hat.

12.2.3
Lektine/Phytohämagglutinine

Vorkommen Bohnen.

Toxizität Entzündungen der Darmschleimhaut, Zerstörung des Darmepithels, Agglutinieren von Erythrozyten.

Maßnahmen Zerstörung bzw. teilweise Inaktivierung durch Erhitzen.

12.2.4
Trypsininhibitoren

Vorkommen Sojabohne, Erdnuß, Kartoffel, Mungobohne, Gartenerbse, Mais.

Toxizität Hemmung von Trypsin. Wachstumsstörungen, Vergrößerung des Pankreas.

Maßnahmen Zerstörung bzw. teilweise Inaktivierung durch Erhitzen.

12.2.5
Goitrogene Substanzen

Vorkommen Kohlarten wie Wirsing, Blumenkohl, Kohlrabi, Weiß- und Rotkohl sowie Gewürzpflanzen wie Zwiebel, Meerrettich, Senf.

Toxizität Enthaltene Thioglycoside können zur Kropfbildung beitragen.

Literatur
Lindner E (1979) Toxikologie der Nahrungsmittel. Thieme, Stuttgart

12.3
Mykotoxine

H.-J. HAPKE

Definition
Mykotoxine sind niedermolekulare, meist thermostabile Stoffwechselprodukte bestimmter Schimmelpilze auf Lebensmitteln, die auf andere Lebewesen
toxisch wirken.

Vorkommen Ubiquitär auf lebenden Pflanzen und totem biologischem Ma-
terial (Lebensmittel, auch Tierfutter), wenn dort eine Verschimmelung einge-
treten ist. Erwünschte Schimmelpilze (Salami, Käse) entwickeln nichttoxische
Stoffwechselprodukte.

Bedingungen für die Mykotoxinbildung
Für Pilzwachstum und Mykotoxinbildung unterschiedlich und substratab-
hängig:
- Temperatur: Optimal bei 20–30° C.
- Wasseraktivität (a_W: relativer Feuchtigkeitsgehalt bezogen auf Luftfeuch-
te): Optimaler a_W: 0,8–0,9 (feucht!).
- Chemische Zusammensetzung des Lebensmittels: Förderung des Pilz-
wachstums und der Mykotoxinbildung durch Glukose, Maltose, Saccharose,
Proteine, Pektine, Spurenelemente, Öl.
- Optimaler pH-Wert: 4,5–6,5.
- Lichtmenge und Luftzusammensetzung: Kein Einfluß (Schimmelpilze
wachsen auch im Dunkeln und bei Sauerstoffmangel, aber nicht in sauerstof-
freiem Milieu).

Folgende Schimmelpilzgattungen kommen am häufigsten vor (Diagnose
durch botanische Analyse): Aspergillus, Penicillium, Fusarium, Stachybotrys,
Claviceps.

Stoffe und ihre Wirkungen
10.000 toxinogene Pilzarten bilden mehr als 300 Mykotoxine ohne antigene
oder allergene Eigenschaften (anders als Bakterientoxine=Makromoleküle).
Mykotoxine erzeugen keine Antikörper und keine Immunität.

Aussehen und Geschmack der verschimmelten Lebensmittel sind teilweise erheblich verändert. Mykotoxine diffundieren auch in tiefere Schichten, die op-
tisch oder geschmacklich unverändert sind. Schnelle enterale Aufnahme, Verteilung, Verstoffwechselung und Ausscheidung der Mykotoxine ohne Kumula-

tion in menschlichen Geweben. Gleichzeitig gebildete Pigmente sind ungiftig. Akute Vergiftungen sind selten.

■ Ergotalkaloide: Durch Claviceps purpurea gebildet, wachsend auf Getreide (Secale cornutum); gangränöse Veränderungen der Körperperipherie infolge massiver Vasokonstriktion, schmerzhaft.

■ Aflatoxine: Durch Aspergillus flavus usw. auf stärke- und ölhaltigen Lebensmitteln (Erdnüsse, Getreide, Baumwollsamen). Aflatoxin B_1, B_2 (blaue Fluoreszenz), G_1, G_2 (grüne Fluoreszenz), M_1, M_2 (als Metabolite in der Kuhmilch aus Aflatoxin B_1 und B_2 des Viehfutters). Bedeutsamste Substanz: Aflatoxin B_1 (hepatotoxisch durch Parenchymdegeneration, Lebergangsproliferationen, Leberkrebs, stärkstes natürlich vorkommendes Leberkanzerogen!). Tierexperimentell gesicherte und epidemiologisch wahrscheinlich gemachte Zusammenhänge zwischen Auftreten von primärem Leberkrebs und Aflatoxingehalt der Nahrung. Mutagen (durch Alkylierung der DNA durch 2,3-Epoxid-Aflatoxin, kompetitive Hemmung der Phenylalanin-t-RNA-Ligase=Phenylalanin-t-RNA-Synthetase, Chromosomen-Aberrationen und DNA-Brüche). Teratogene Wirkungen.

■ Ochratoxine: Durch Aspergillus- und Penicillium-Arten (auf verwelkenden Pflanzen, Mais, Getreide bei 20–30° C und 40% Wassergehalt wachsend). Nephrotoxische Wirkungen (Enzymstörungen im proximalen Tubulus mit fortschreitender Zerstörung der Tubuli und interstitieller Fibrose); Harntrakttumoren; im Tierversuch kanzerogen, embryotoxisch, immunsuppressiv; kommt im Blut zahlreicher Menschen vor (Herkunft vielleicht durch Getreide- und Schweinefleischverzehr). Vergiftungen in Balkanländern bekannt geworden.

■ Citrinin: Durch Penicillium-Arten; hepato- und nephrotoxisch, kanzerogen, embryotoxisch (Tierversuch), in verschimmelten Fleisch- und Backwaren.

■ Patulin: Durch Aspergillus clavatus und Penicillium-Arten; in verschimmeltem Brot und Gebäck, in Apfelsaft aus verschimmelten Äpfeln. Vermutlich kanzerogen durch Alkylierung von Nukleinsäuren, auch von Enzymen, hepatotoxisch; schnelle Verstoffwechselung und Ausscheidung.

■ Trichothecene (T-2-Toxin): Durch Fusarien-Arten auf Getreide und Getreideprodukten; mehr als 100 Stoffe; gastrointestinale Störungen, Leukopenie, Immunsuppression (Vergiftungen in China, Indien). Schnelle Verstoffwechselung und Ausscheidung.

■ Penicillinsäure: Durch Penicillium-Arten auf Rohwurst, Fleisch, Käse. Chemisch instabil und praktisch nicht toxisch.

■ Zearalenone (F-2-Toxin): Durch Fusarien-Arten auf Getreide und Mais; östrogene und anabole Wirkungen im Tierversuch.

■ Fumonisine: In importierten Maisprodukten; Kenntnisse hierüber sind noch gering; im Tierversuch kanzerogen.

Vermeidung

Verhinderung des Wachstums und der Mykotoxinbildung der ubiquitär vorkommenden Schimmelpilze. Keine „Behandlung" der verschimmelten Lebensmittel (evtl. durch umfangreiche Entfernung des verschimmelten Anteils). Manche Schimmelpilze sind harmlos oder erwünscht (Verwendung von Starterkulturen bei Wurst- oder Käsezubereitung). Verschimmelte Produkte sollten nicht verzehrt werden und nicht für weitere Verarbeitung verwendet werden. Vermeidung von verschimmeltem Futter für Lebensmittel liefernde Tiere (Milchkühe). Weitere Maßnahmen:

■ Vermeidung der Sporenkontamination (Verschließen des Lebensmittels gegenüber der Umgebung),

■ trockene und kühle Lagerung (Kühlschrank, Verschluß),

■ Anwendung von Fungistatika bei der Lebensmittelkonservierung bzw. -lagerung (Milchsäure, Zitronensäure, Essigsäure, Propionsäure, Sorbinsäure, Kaliumsorbat, Diphenyl, Pimaricin usw.).

12.4
Tierarzneimittelrückstände

H.-J. HAPKE

Definitionen

■ *Tierarzneimittel* zur Sicherung der Gesundheit und Leistungsfähigkeit der Nutztiere zur Lebensmittelgewinnung (Schlachtrinder, Milchkühe, Kälber, Schweine, Schafe, Schlachtgeflügel, Legehennen, Fische, Kaninchen, Ziegen, Tauben, Gatterwild, Pferde, Honigbienen) sind – wie Futterzusatzstoffe zur Steigerung der Lebensmittelproduktion – „Stoffe mit pharmakologischer Wirkung".

■ *Rückstände* sind Reste von Stoffen mit pharmakologischer Wirkung (Originalsubstanz und Metaboliten) in den den behandelten Tieren entnommenen und für die Lebensmittelzubereitung geeigneten Geweben (Fleisch, „Innereien"=Leber, Niere) bzw. Produkten (Milch, Eier, Honig); deren Konzentration ist abhängig von Dosierung und Zeit zwischen letzter Arzneimittelanwendung und Schlachtung bzw. Milchentzug und Eiablage. Rückstände sind im Prinzip vermeidbar durch Beachtung von Anwendungsvorschriften und Verwendung nur von amtlich zugelassenen Stoffen.

Stoffe und Mengen

Es gibt 3.000 Präparate mit 300 Wirkstoffen unterschiedlicher Wirkung und Dauer der Anwesenheit im Tierkörper. Bedeutsam sind:

■ Antibiotika und andere Chemotherapeutika (z. B. Sulfonamide).

■ Stoffe mit hormonaler Wirkung (besonders Sexualhormone, Kortikosteroide).

■ Stoffe mit sedierenden oder kardialen Effekten, wenn sie unmittelbar vor der Lebensmittelgewinnung verabfolgt werden (Phenothiazinderivate, adrenerge β-Blocker).

■ Andere Stoffe (Antiparasitika, Kreislaufmittel, Diuretika, Laxantien, Vitamin- und Elektrolytpräparate, Entzündungshemmer) spielen keine Rolle.

■ Verbotene Stoffe: Thyreostatika (Thiourazile); Sexualhormone oder Stoffe mit anaboler Wirkung für die Kälbermast, wie Stilbene, Lindan und Chloramphenicol werden kontrolliert und kommen nur nach illegaler Anwendung vor.

■ Nichtzugelassene Stoffe: Sexualhormone und β-Adrenergika (z. B. Clenbuterol, Salbutamol) zur Verbesserung des Muskelansatzes bei Mastkälbern dürfen für diese Zwecke nicht verwendet werden.

Amtliche Lebensmittelkontrolle. Regelmäßige Prüfung auf Vorhandensein von antimikrobiell wirksamen Stoffen unter Verwendung eines biologischen Meßverfahrens für Antibiotika („Hemmstofftest", erfaßt nicht Sulfonamide, Chloramphenicol). Ergebnis: 0,1–2,0% der untersuchten Proben enthalten „hemmstoffpositive" Stoffe.

Betroffene Lebensmittel: Leber, Niere, alle anderen Gewebe, besonders die Injektionsstelle, Milch, Eier, Fische aus kontrollierter Haltung; jeweils bei Nichteinhaltung der Anwendungsvorschriften, v. a. der Wartezeiten. Rückstände finden sich dagegen selten in Skelettmuskulatur, Herz, Lunge, Gehirn sowie bei unbehandelten Wildtieren.

Auswirkungen

Biologische Wirkungen sind abhängig von Menge und Häufigkeit der Aufnahme mit Lebensmitteln. Beide Faktoren sind weder im Einzelfall noch als statistische Größe für Bundesbürger abschätzbar, da Grundbelastung nicht anzunehmen. Man unterscheidet:

■ Antimikrobiell wirksame Rückstände: Zunahme der Wahrscheinlichkeit, daß sich primär resistente Mikroorganismen vermehren; Bedeutung: Abnahme der therapeutischen Wirksamkeit von z. B. Antibiotika beim Menschen. Tatsächlicher, d. h. quantifizierbarer Anteil der Rückstände an der Entstehung einer Chemotherapeutika-Resistenz ist nicht bekannt, wahrscheinlich gering.

■ Natürliche Sexualhormone: Rückstandsmengen reichen für eine Wirkung beim Menschen nicht aus; Gehalt bei unbehandelten, geschlechtsreifen Tieren (Mastbullen mit Testosteron, gravide Rinder mit Progesteron) liegen um mehrere Zehnerfaktoren höher als bei mit Östradiol-17b, Progesteron oder Testosteron behandelten Mastkälbern. Nach oraler Aufnahme mit Lebensmitteln nicht wirksam (Abbau nach enteraler Absorption in der Leber).

■ Synthetische Sexualhormone (Östrogene als Anabolika): Stilbene wirken kanzerogen. Wirkungen anderer Stoffe sind unbekannt, da nicht ausreichend untersucht; tatsächliches Vorkommen unbekannt, da keine routinemäßigen Analysen möglich.

■ Sedativa und β-Blocker: Synergismus mit Depressiva (als Arzneimittel oder Alkohol) bzw. Antagonismus mit β-Adrenergika (Broncholytika bei Asthmatikern) ist möglich, abhängig von der Rückstandsmenge; Eigenwirkungen sind unwahrscheinlich.

Maßnahmen zum Verbraucherschutz

■ Amtliche Zulassung aller Tierarzneimittel und Futterzusatzstoffe mit Festsetzung der Wartezeit,

■ Verbot bedenklicher Stoffe (z. B. Stilbene),

■ Festsetzung von Höchstmengen oder Beurteilungswerten unvermeidbarer, aber nach Einhaltung dieser Konzentrationen unbedenklicher Stoffe.

Unter Berücksichtigung der Anwendungsvorschriften sind Auswirkungen von Tierarzneimittelrückständen auf den Menschen unwahrscheinlich.

Literatur

Deutsche Forschungsgemeinschaft, Kommission zur Prüfung von Rückständen in Lebensmitteln: Mitteilungen I-IV, VI, VII, X; Forschungsberichte 1975 bis 1978. Verlag Chemie, Weinheim

Deutsche Gesellschaft für Ernährung: Ernährungsberichte 1984, 1988, 1992, 1996. Henrich, Frankfurt

Fülgraff G (Hrsg) (1989) Lebensmittel-Toxikologie. Eugen Ulmer, Stuttgart

Hapke HJ (1995) Belastung der Umweltmedien: Lebensmittel. In: Wichmann HE, *Schlipkötter HW,* Fülgraff G (Hrsg) Handbuch Umweltmedizin. ecomed verlagsanstalt, Landsberg, Kap. IV-5

Hapke HJ (1997) Tierarzneimittelrückstände in Lebensmitteln. AID Verbraucherdienst 42: 80–84

Autoren und Autorinnen

Becker, Kuni, Dipl.-Psych.
Akazienweg 56a, 37083 Göttingen

Frau Becker war von 1988 bis 1993 wissenschaftliche Mitarbeiterin in der Ernährungspsychologischen Forschungsstelle der Universität Göttingen und arbeitet seit 1994 als freiberufliche Psychotherapeutin in Göttingen. Sie beschäftigt sich schwerpunktmäßig mit der verhaltenstherapeutischen Behandlung von Störungen des Eßverhaltens.

Frenz, Renate
Heinrich-Heine-Universität Düsseldorf, Deutsche Gesellschaft für Ernährung e. V. – Referat Fortbildung – Institut für Ernährungsberatung
und Diätetik, Postfach 10 10 07, 40001 Düsseldorf

Frau Frenz ist staatlich anerkannte Diätassistentin und Ernährungsberaterin DGE. Nach mehrjähriger Arbeit in verschiedenen Kliniken ist sie seit 1976 im DGE-Referat Fortbildung als Ernährungsberaterin und Lehrkraft/Fortbildungsreferentin tätig.

Hamm, Michael, Prof. Dr. troph.
Fachhochschule Hamburg, Fachbereich Ökotrophologie,
Lohbrügger Kirchstr. 65, 21033 Hamburg

Herr Prof. Dr. Hamm ist Ernährungswissenschaftler und Hochschullehrer mit den Arbeitsschwerpunkten Sportlerernährung, Diätetik, Ernährungsphysiologie und -verhalten. Er arbeitet zudem als Medizinjournalist und Buchautor und ist Mitglied in zahlreichen ernährungsmedizinischen Gesellschaften und Arbeitskreisen.

Hapke, Hans-Jürgen, Prof. Dr. med. vet.
Tierärztliche Hochschule Hannover, Institut für Pharmakologie, Toxikologie und Pharmazie, Bünteweg 17, 30559 Hannover

Herr Prof. Dr. Hapke ist emeritierter Hochschullehrer für Pharmakologie und Toxikologie. In diesen Feldern liegen auch seine Arbeitsschwerpunkte. Er ist Mitglied der Tierarzneimittel-Zulassungkommission des BgVV, Mitglied des Präsidiums der DGE, ist Schriftleiter der DTW und Mitglied im Beirat des BLL, des Diätverbandes sowie der Kommission Reinhaltung der Luft im VDI und DIN.

Hötzel, Dieter, Prof. Dr.
Rheinische Friedrich-Wilhelms-Universität Bonn, Institut für Ernährungswissenschaft, Endenicher Allee 11–13 (AVZ I), 53115 Bonn

Herr Prof. Dr. Hötzel ist emeritierter Hochschullehrer am von ihm aufgebau-
ten Institut für Ernährungswissenschaft der Universität Bonn. Er ist Präsident, Sprecher oder Mitglied zahlreicher nationaler und internationaler Fach-
gesellschaften.

Klein-Lange, Matthias, Prof. Dr. med.
Evangelische Hochschule Rheinland-Westfalen-Lippe,
Immanuel-Kant-Straße 18–20, 44803 Bochum

Herr Prof. Dr. Klein-Lange ist seit 1996 Hochschullehrer für Gesundheitswis-
senschaften. Zuvor war er an der Abteilung für Epidemiologie und Sozialmedizin der Medizinischen Hochschule Hannover sowie zwischen 1991 und 1996
in Stabsfunktionen bei der Kassenärztlichen Vereinigung Niedersachsen und
der ÄKN tätig.

Kohnhorst, Marie-Luise
Heinrich-Heine-Universität Düsseldorf, Deutsche Gesellschaft für Ernährung e. V. – Referat Fortbildung – Institut für Ernährungsberatung und Diätetik, Postfach 10 10 07, 40001 Düsseldorf

Frau Kohnhorst ist staatlich anerkannte Diätassistentin, Diätküchenleiterin
und Ernährungsmedizinische Beraterin. Sie blickt auf eine langjährige Berufserfahrung in Sanatorien, Kliniken und am Diabetes-Forschungsinstitut
Düsseldorf zurück. Seit 1978 ist sie als Pädagogische Leiterin und Referatslei-
terin des DGE-Referats Fortbildung tätig.

Küpper, Claudia, Dr. troph.
Freiburger Str. 64, 50859 Köln

Frau Dr. Küpper war von 1983 bis 1994 Wissenschaftliche Mitarbeiterin am Institut für Ernährungswissenschaft der Universität Bonn. Seit Mitte 1994 beschäftigt sie sich als freie Fachjournalistin und Dozentin mit Themen der Ernährungsmedizin in Prävention und Praxis, der Ernährungsaufklärung und
der Ernährung im Alter.

Müller, Manfred James, Prof. Dr. med.
Christian-Albrechts-Universität Kiel, Institut für Humanernährung
und Lebensmittelkunde, Düsternbrooker Weg 17, 24105 Kiel

Herr Prof. Dr. Müller ist Hochschullehrer für Humanmedizin an der Universität Kiel und. für Innere Medizin an der Medizinischen Hochschule Hannover.

Arbeitsschwerpunkte bilden die Prävention von Übergewicht bei Kindern und Jugendlichen, die Atherosklerose sowie Fragen des Energieverbrauchs und der Energiebilanz. Er ist u. a. Mitglied des Vorstandes der DGE, der Deutschen Akademie für Ernährungsmedizin und der New York Academy of Science.

Oberritter, Helmut, Dr. rer. nat.
Deutsche Gesellschaft für Ernährung e. V., Im Vogelsgesang 40,
60488 Frankfurt a. M.

Herr Dr. Oberritter ist Wissenschaftlicher Leiter und Sprecher der DGE und als solcher Mitglied der Geschäftsführung und des Präsidiums der DGE.

Pudel, Volker, Prof. Dr. rer. nat.
Georg-August-Universität, Ernährungspsychologische Forschungsstelle, Psychiatrische Klinik, Zentrum 16, von-Siebold-Str. 5, 37075 Göttingen

Herr Prof. Dr. Pudel ist seit 1970 Leiter der ernährungspsycholgischen Forschungsstelle der Universität Göttingen. Er war Präsident, ist heute Vizepräsident der DGE. Seine Arbeitsschwerpunkte sind Verhaltenspsychologie, die psychologischen Grundlagen der Ernährungsberatung, die Therapie von Adipositas und Eßstörungen sowie die Epidemiologe, Konzeption und Evaluation von Präventionskampagnen.

Rottka, Helmut, Prof. Dr. med.
Freie Universität Berlin, Pharmazeutisches Institut, Sonneberger Weg 19, 12209 Berlin

Herr Prof. Dr. Rottka war etwa 20 Jahre als Assistenz-, Ober- bzw. Chefarzt an verschiedenen in- und ausländischen Kliniken tätig und etwa 20 weitere Jahre Leiter des Fachgebietes Ernährung und Gesundheit des BGA. Zugleich wirkte er als Hochschullehrer für Ernährungsmedizin an der FU Berlin. Er ist Mitglied des Präsidiums der DGE und Vizepräsident der Deutschen Akademie für Ernährungsmedizin.

Schmidt, Thomas, Prof. Dr. med.
Medizinische Hochschule Hannover, Präventiv- und Verhaltensmedizin, Abteilung Epidemiologie und Sozialmedizin, Carl-Neuberg-Straße 1,
30625 Hannover

Herr Prof. Dr. Schmidt ist nach einer Facharztausbildung sowie einer psychotherapeutischen Aus- und Weiterbildung seit 1985 Leiter des Arbeitsbereichs Präventiv- und Verhaltensmedizin, Abteilung Epidemiologie und Sozialmedizin an der Medizinischen Hochschule Hannover. Seine Arbeitsschwerpunkte liegen im Bereich der Sozialmedizin und der Psychophysiologie.

Walter, Ulla, Dr. phil.
Medizinische Hochschule Hannover, Präventiv- und Verhaltensmedizin,
Abteilung Epidemiologie und Sozialmedizin, Carl-Neuberg-Straße 1,
30625 Hannover

Frau Dr. Walter war wissenschaftliche Mitarbeiterin an der Universität Bremen und an der Medizinischen Hochschule Hannover. Sie ist seit 1993 Geschäftsführerin des Norddeutschen Forschungsverbundes Public Health. Ihre Arbeitsschwerpunkte liegen in den Bereichen Public Health sowie. Prävention und Gesundheitsförderung.

Wienken, Elisabeth
Heinrich-Heine-Universität Düsseldorf, Deutsche Gesellschaft für Ernährung e. V. – Referat Fortbildung – Institut für Ernährungsberatung und Diätetik, Postfach 10 10 07, 40001 Düsseldorf

Frau Wienken ist staatlich anerkannte Diätassistentin, Diätküchenleiterin und Ernährungsmedizinische Beraterin. Sie besitzt mehrjährige Berufserfahrung in Kliniken und im öffentlichen Gesundheitsdienst. Seit 1991 arbeitet sie als Lehrkraft und Fortbildungsreferentin im Referat Fortbildung der DGE.

Zittermann, Armin, Priv.-Doz. Dr. oec. troph.
Rheinische Friedrich-Wilhelms-Universität Bonn, Endenicher Allee 11–13
(AVZ I), 53115 Bonn

Herr Dr. Zittermann arbeitet seit 1987 als Wissenschaftlicher Mitarbeiter bzw. Assistent am Institut für Ernährungswissenschaft der Universität Bonn. Sein Forschungsschwerpunkt bildet das Themenfeld Ernährung und Osteoporose.

Abkürzungsverzeichnis

ACTH	Adenocorticotrophes Hormon
ADH	Adiuretin
ADI	Aceptable daily intake
AS	Aminosäuren
ATP	Adenosintriphosphat
ATPase	Adenosintriphosphatase
a_W-Wert	Wasseraktivität
BE	Broteinheit, Berechnungseinheit
BMI	Body Mass Index
BW	Biologische Wertigkeit
cAMP	Cyclo Adenosinmonophosphat
DGE	Deutsche Gesellschaft für Ernährung
DNA	Desoxyribonukleinsäure
DSM IV	Diagnostisches und statistisches Manual Psychischer Störungen
EAST	Erythrocyten-Aspartat-Aminotransferase
EGR	Erythrocyten-Glutathionreduktase
EKG	Elektrokardiogramm
ETK	Erythrocyten-Transketolase
f-EBK	Freie Eisenbindungskapazität
FAD	Flavinadenindinukleotid
FKJ	Feinnadelkatheterjejunostomie
FMN	Flavinmononukleotid
GPT	Glutamat-Pyruvat-Transaminase
Hb	Hämoglobin
Hb A_1	Hämoglobin A_1
Hbe	Erythrocyten-Hämoglobin
HDL	High density Lipoprotein
HLP	Hyperlipoproteinämie
HPLC	High pressure liquid chromatography
I.E.	Internationale Einheiten
i.m.	Intramuskulär
ICT	Intensive conservative therapy
i.v.	Intravenös
KG	Körpergewicht
LCT	Langkettige Triglyzeride
LD_{50}	Letale Dosis bei 50% der Population

LDL	Low density Lipoprotein
m	Mann/männlich
MCT	Mittelkettige Triglyzeride
n.	Nach
NAD	Nikotinsäureadenindinukleotid
NADP	Nikotinsäureadenindinukleotidphosphat
NDSS	Natriumdioctylsulfosuccinat
OP	Operation
PCP	Primäre chronische Polyarthritis
PEG	Perkutan endoskopische Gastrostomie
PLP	Pyridoxalphosphat
Port.	Portionen
RBP	Retinol bindendes Protein
RFBP	Riboflavin bindendes Protein
STH	Somatotrophes Hormon
Stk.	Stück
t-EBK	Totale Eisenbindungskapazität
t-RNA	Transfer-Ribonukleinsäure
T_3	Trijodtyronin
TG	Triglyzeride
THF	Tetrahydrofolsäure
TRH	Thyreotropin releasing hormone
TSH	Thyroid stimulating hormone
VLDL	ery low density Lipoprotein
w	Frau/weiblich
w/h-ratio	Waist to hip ratio
WHO	World Health Organization
ZNS	Zentralnervensystem

Sachverzeichnis